医学問答

西洋と東洋から
考える
からだと病気と健康のこと

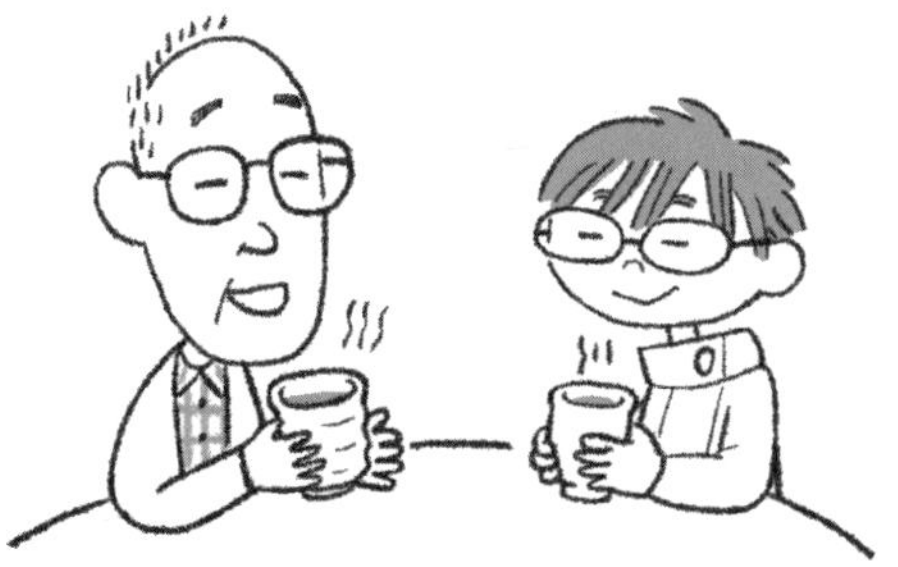

仲野徹
若林理砂

左右社

まえがき

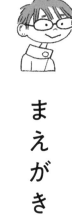

本書を手に取っていただいた皆様、ありがとうございます。この書籍は、「西洋医学の専門家と、東洋医学の専門家が対談し、両者の違いと似ているところを明らかにしていく医学本」というコンセプトです。西洋医学の専門家として生命科学者で元・大阪大学大学院教授の仲野徹先生、東洋医学の専門家として私、そこらへんの開業鍼灸師である若林理砂が登場いたします。

ということで本書の実態は、まったく出自の違う二人がワイワイと東西医学についてあれこれ話し、

仲野　うん、わからんな！

若林　はい！　すんません！

などと言い合った全記録、という内容です。

……この本の企画をいただいた際、対談相手が仲野先生で、しかもすでに承諾いただいていると聞き、「え、本気ですか？」と仲野先生に確認をしてしまいました。そうしたら先生は、「若林さんが対談相手じゃなかったら断ってるわ」とおっしゃるので、本気なんだ……と思いました。えー、東洋医学だったら、もっとえらい先生いっぱいいるじゃないですか。仲野先生は「西洋医学の専門家」として文句なしでしょうけど。っていうか、仲野先生がお引き受けくださっているのに私が断れるわけないじゃないですか！

仲野先生とは、拙著『絶対に死ぬ私たちがこれだけは知っておきたい健康の話』（ミシマ社）の出版記念対談でご一緒させていただきました。その際は、先生から容赦ない千本ノックの如く質問が放たれるのを私は必死で打ち返していく状態。なんと言います

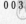

か、「アタックNO．1」の主題歌が頭のなかをよぎる感じです……古いっ！　アレの何を気に入っていただいたのか私には皆目わかりませんが、おかげで本書ができあがったわけです。

本書に掲載されている対談は、一度として予定された内容どおりに進まなかったと記憶しています。あっちこっちへ飛び散る話題、医学用語もまじえ、編集さん、ライターさん置いてけぼり、すごいスピードで延々喋り続ける我ら。毎回、喋るほうは勝手だけども、まとめるほうは恐ろしく大変だろうな……と思っておりました。

東洋医学は現在、基礎研究が急速に結果を出しつつあります。私が鍼灸専門学校生だった二五年前とは比べものにならないほどたくさんのエビデンスが出てきておりますが、それでもまだ科学的な根拠が強固であるというには足らない状態です。本書でも、「効くのは効くんです」「これがどうして効いてるかはわかりません」「プラセボ以上なのは確かなんです」などなど、読者の皆様としては「おいおいおい、若林！　これじゃなんにも答えてないじゃん！」と突っ込みたくなるところがたくさんあると思われます。

私はしがない鍼灸師ですが、長い長い医学の歴史の末席に座る身だと思っています。まだまだ微妙である研究結果を「こんな科学的エビデンスがあります!!」とは言いたくなかったのです。きちんと、理由がわからんもんはわからんと、正直に答えたい。これが私にとって、西洋医学と伝統医学の両方に対しての礼節だと思っています。

データを並べられて、「これが正しいのだからそれは絶対効かない」と言われても反発を招くだけです。それとは逆の、「数字やデータは嘘だ、真実はこちらだ」とする姿勢も分断を広げるだけです。どちらも真に科学的姿勢とは言えないでしょうし、誰にも利益をもたらさないと思います。そんな状況が長年、東洋医学と西洋医学の間に横たわっていました。ですが最近、研究者の努力により、東洋医学に関するデータが集積され、ほんのわずかずつではありますが西洋医学と東洋医学の距離が近づいてきています。そんな状況も相まってでしょう、仲野先生と私という、まあ昔だったらまったく対談な

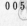

ど成り立たないであろう二人が、会話を楽しめるまでになったのです。

これだけ長い歴史をもっている東洋医学です。まったく効果がないならとっくに消えてなくなっているでしょう。それが生き残ってきているということは、一定の効果があるからだと感じています。けれども、あらゆる病に効果があるわけではないことも、臨床で感じていることです。ですので、理由はわからない、実際効いている、プラセボだけではなさそうだ、科学的にはっきりしているのはこのあたりまで！という姿勢は崩さず、縦横無尽に対談させていただきました。結果、ものすごく楽しいものになったなあと思います。

本書で対談した内容も、数年経ったらもっと研究が進み、解明されているかもしれませんし、意外とそうでもないかもしれません。ですが、この本の面白さだけはいつになっても変わらないだろうと確信しています。わからんものを知ろうとして聞いて、わからんものはわからんものとして話し、それでいろいろな理解が深まるという。こういうやりとりが、分断が進む世の中には絶対に必要なことだろうなあと。

そして、「まあ、若林の言うことなら聞いてやろか」と、対談を快諾してくださった仲野先生の心の広さに感謝しつつ。

では、珍道中ならぬ珍対談のはじまり、はじまり。

若林理砂

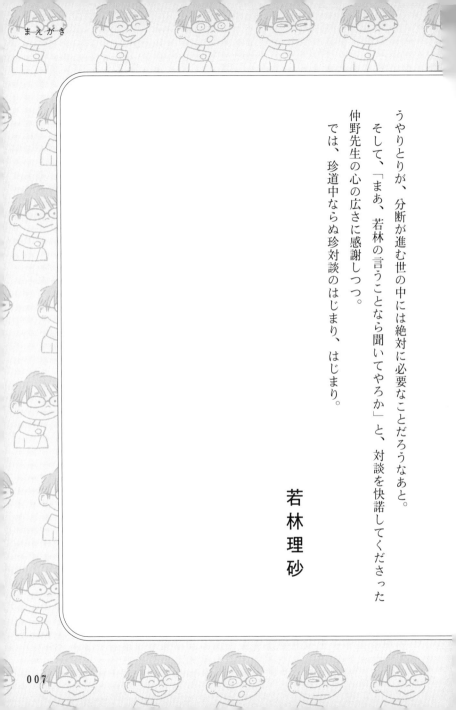

目次

第3章

病気篇

健康神話はけっこう危ない

コラム

第4章

治療篇

効きゃあいい、治りゃあいい

第5章

くすり・前篇

摩訶不思議な漢方薬の世界

第6章

くすり・後篇
知ってるつもりの西洋薬の知らない話

第7章 未来篇 医学のこれからはどうなる？

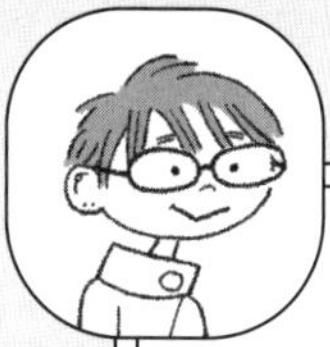
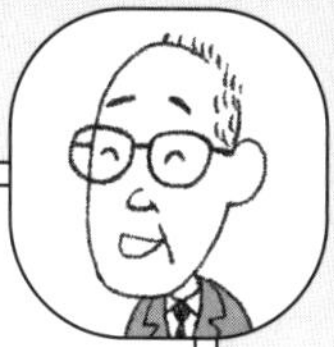

第1章

歴史篇

科学としての西洋医学、哲学としての東洋医学

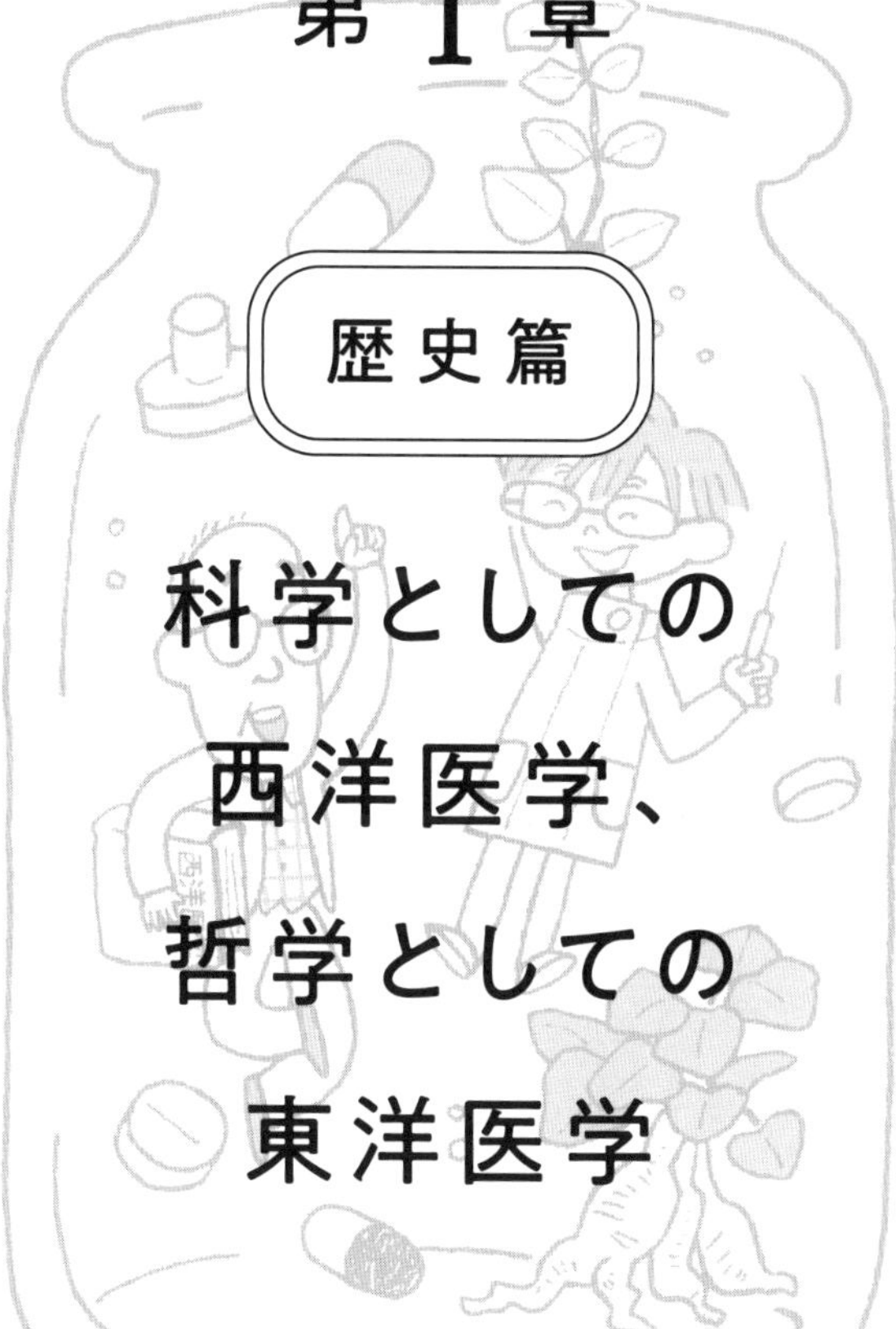

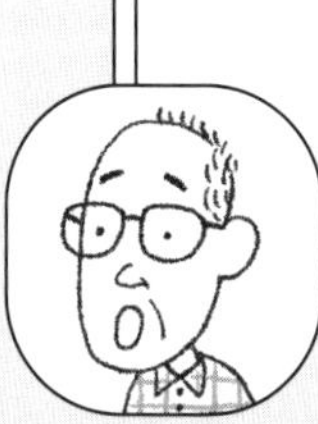
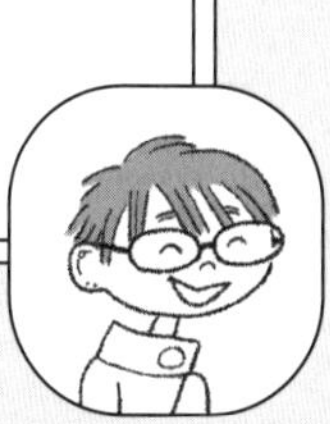

仲野　西洋医学を専門にしてきたわけですけど、東洋医学は勉強したこともなく、まったく未知の存在なんです。なので、話してたら、「こいつなんも知らへんな」と思われるんじゃないかと心配です。

本当に効くのか、もっと正直に言うと、ちょっと怪しいんとちゃうか？とすら思ってます（笑）。東洋医学の治療で使うのは、鍼とお灸、それに漢方薬ですよね。手術とかもしないですよね。なんで鍼とお灸で治んねん！って。

まず手始めに、お灸をすれば逆子が治ると聞いたことがあるんですが、そんなことありますか。いきなり、信じてないけどどっちゅうような質問で恐縮ですけど。

若林　治ったという古い記述があるんですよ。[*1] 三陰交《さんいんこう》〔図1〕、至陰《しいん》〔図2〕という足にあるツボにお灸をします。

仲野　妊婦さんの足にお灸して赤ちゃんが動く？

若林　ここにお灸をすると子宮が緩み、それで赤ちゃんが動きやすくなるという原理みたいです。実際、妊婦さんの三陰交、至陰にお灸をしたことがありますが、赤ちゃんが動くのがわかりますよ。

仲野　子宮が緩むということなら、ちょっとは納得かなあ。半信半疑ですけど……。

若林　高血圧症の方の血圧が下がるとも言われていますよ。

＊1【**逆子が治ったという古い記述**】https://www.jmedj.co.jp/journal/paper/detail.php?id=13295
もともと一九五〇年代に、産婦人科医の石野信安氏の報告から始まった治療。

仲野　ほんまに？　さすがにそれはないんとちゃいます？

若林　しばらく治療すると、平均値が下がることがあるようです。まぁ、ひどい高血圧の人には難しいのですが、軽度の人なら可能性があるという程度ですね。

仲野　ますます謎めいてくるなあ。こんな感じで、疑い深く、若林さんにビシバシ質問させていただきまして、西洋医学の視点から、東洋医学の秘密を掘り起こしてみたいと思ってます。うまいこといくやろか。

科学vs.哲学一本勝負

仲野　西洋医学と東洋医学のいちばんの違いってズバリなんでしょう？

若林　そうですね……私が昔使っていた鍼灸学校の教科書には、冒頭にこんな記述がありましたよ。「西洋医学の基礎は自然科学、東洋医学の基礎は自然哲学」なんですって。

仲野　いきなり怪しい……。

若林　そうなんですよ（笑）。私もはじめて読んだときは「いやいや、ちょっと

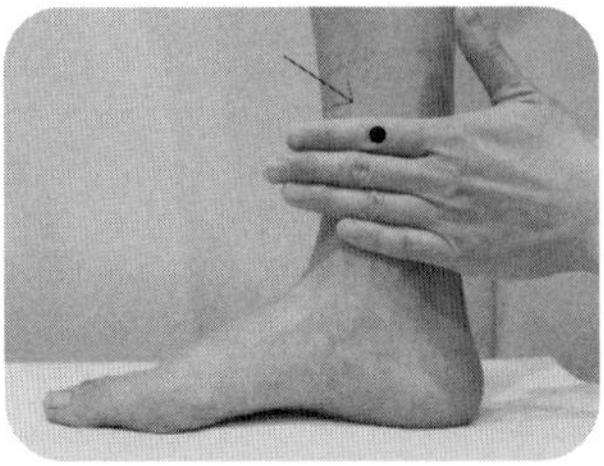

図1　三陰交

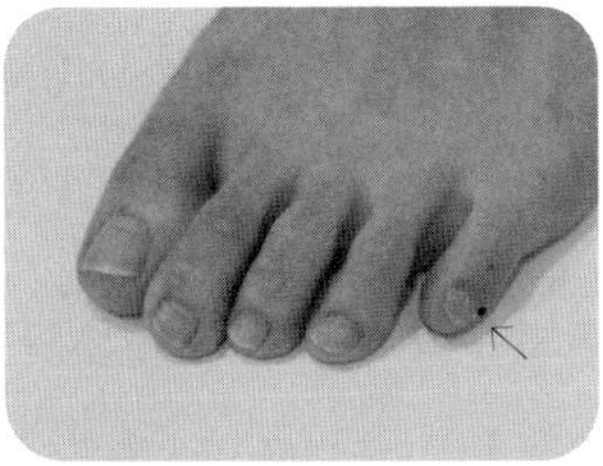

図2　至陰

待って！　私がいまから学ぼうとしてるのは哲学なの!?」と思いましたよ。

西洋医学は人体を部分の集合体として捉えますよね。一方、東洋医学は、人体をひとつの統一性をもった有機体として捉えて、調和や平衡を重視する。その考え方が哲学的だということなんでしょうね。

仲野　西洋医学が人体を部分の集合として考えるのは、自然科学を基礎に置いているからですね。還元主義というか、どんどん小分けにして考える。あとでゆっくり話しますけど、顕微鏡の発明によって人体を細胞レベルまで観察できるようになったことが、今日の西洋医学の方向性を決定づけたと言っていいでしょう。

しかし、哲学とは東洋医学も大きく出ましたね。西洋医学はバラバラにしか考えていないから不十分で、統一や調和を重んじる東洋医学のほうが偉い、みたいな感じ。

若林　鍼灸学校の教科書に書いてあることだから極端ですけどね。現代日本で主流なのは西洋医学だから、圧倒的な少数派としては、ちょっと上から目線で語るくらいの意気込みがないとね！

＊2【**黄帝内経**】『黄帝内経・霊枢』『黄帝内経・素問』のふたつを合わせて『黄帝内経』と呼ばれる。紀元前二〇〇年頃（前漢）から

日本の医学の歴史

仲野　東洋医学が日本に入ってきたのはいつ頃ですか？

若林　医学の知識をもった渡来人によって、飛鳥時代にはすでに入ってきていたみたいです。その後、遣隋使や遣唐使によってさらに多くの知識が持ち込まれました。京都の仁和寺にある文献『黄帝内経《こうていだいけい》・明堂《めいどう》*2』は、飛鳥時代には日本に入ってきたと言われています。この文献は、経絡《けいらく》*3について書かれたものです。このほかにも『黄帝内経・素問《そもん》』『黄帝内経・霊枢《れいすう》』『甲乙経《こういつきょう》*4』などの東洋医学の書が同時期に渡来していたそうです。

仲野　江戸時代には日本でも定着していたことは知ってましたけど、そんなに古くから入ってきてたんですね。

若林　そうなんです。たしかに江戸時代にはかなり定着していて、漢方医もいっぱいいて、日本独自の方剤*5がたくさんつくられたりもしました。打撲のときに使う「治打撲一方《ちだぼくいっぽう》」は日本独自のものですね。

二一〇年（後漢）の頃にかけて編纂されたとされる。前者は臨床、後者は「気」や「経絡」などの概念を、主に黄帝と岐伯らの会話形式で説明している。明堂は『黄帝内経』の注釈書。仁和寺に伝わる明堂は一二九六年と一三八三年に書写されたもの。

＊3【経絡】東洋医学における「気」「血」が流れる経路のこと。

＊4【甲乙経】『黄帝内経』の「素問」「霊枢」「明堂」をもとに西晋時代に編纂された鍼灸の臨床についての書。

＊5【方剤】基本的にふたつ以上の生薬を組み合わせて配合したもの。

仲野　治打撲一方は使ったことがありますけど、よく効きますよね。あれは日本でできたんですか。「漢方薬」と言うてるけど、全部が全部中国由来というわけではないんや。薬効のある植物を使ったお薬が漢方薬と総称されてるわけか。

若林　そう。中国でつくられたものを中薬、日本でつくられたものを和漢薬と言います。もともとこれらが「薬」であって、西洋薬と区別するため時代が下ってからつくられた言葉です。

仲野　西洋医学が日本に入ってきたのは、よく知られているように江戸時代、蘭方としてオランダからです。でも、当時は漢方医のほうがずっと地位が高かった。蘭方医は主に下級武士や、次男三男がなるものだった。「御典医様」、いわゆる将軍や大名に仕えた医師もずっと漢方医だったんですから。

若林　そうです、東洋医学のほうが本道の医学とされていた。

仲野　でも当時、蘭方医も頑張ってたんですよ。すごく好きなのは牛痘種痘[*6]の話です。種痘がエドワード・ジェンナー[*7]によって発明されたのは一七九〇年代の終わりです。あっという間に世界中に広まったんですけど、鎖国があったせいで日本に入ってくるまでには五〇年くらいかかっています。でもその間、日本の蘭方医は種痘について熱心に勉強してたんです。だから、痘苗《とうびょう》（種痘のタネですね）が入って

***6【種痘】**天然痘のワクチン。Y字型の針で上腕の皮内に接種する。日本では一九五六年以降、天然痘の患者が発生しておらず、一九七六年よりワクチン接種もなくなった。天然痘は一九八〇年代に撲滅された。

***7【エドワード・ジェンナー】**イギリスの医師。一七四九年生まれ。ジェンナーは牛がかかる牛痘に感

きたとき、一気に全国展開することができた。地位的には低くとも、一生懸命がんばってた蘭方医がたくさんいた。なかなか感動的です。

若林　江戸時代も末期のほうになると、折衷医といって西洋医学を取り入れる人がだんだん増えていったみたいですね。

仲野　病気の種類にもよりますけど、やっぱり西洋医学のほうが即効性がありますからね。それが次第にわかってきたんでしょう。将軍の御典医様も、バリバリの蘭方医、松本良順*8が採用されたくらいですし。

若林　そのとき、多くの漢方医は西洋医学にあまり歩み寄れなかったんですよね。西洋医学なんて全然ダメだと思っていた。だから、明治政府に漢方医はパツンと切られたんですよ。もうちょっと上手くやってれば、折衷医がきちんと生き残ったと思うんですけど。

仲野　明治政府に東洋医学は捨てられてるんですか。

若林　はい。漢方医は、明治政府が定めた医制によって弟子入りした助手、見習いが無試験で開業できる既得権があったのですが、それが廃止になって、弟子を養成できなくなった。それで一代限りでおしまいになっちゃったんです。

仲野　ほぉ、たしかに考えてみたら不思議ですよね。中国と韓国にはいまでも漢方

染した人は天然痘にかかりにくくなる、という説を明らかにする実験を行なった。まず被験者を弱毒した牛痘に感染させ、その後天然痘の菌を接種しても発病しないことが確認された。一七九八年、この実験を「牛痘の原因と効能に関する研究」という報告書としてまとめている。一八二三年没。

＊8【松本良順】江戸時代末期〜明治期の日本の医師。一八三二年生まれ。実父は佐倉藩医・佐藤泰然。幕命でおもむいた長崎で養生所・医学所の運営に携わり、その後、幕府の医学所三代目頭取となった。明治期には貴族院議員も務めた。一九〇七年没。

医の免許があるのに、日本にはない。それは日本の欧化政策が強かったからなんや。

若林　実は、鍼灸師も同じように明治政府に切られてるんですよ。でも、鍼灸は内科的医療だった漢方と違って細々と生き残りました。それと障害者保護などの理由もありましたので。

仲野　当時の鍼灸師は、ほぼ全員が目の不自由な方ですか。

若林　そうですね、目の不自由な方が大部分を占めていたと考えられています。

ＧＨＱにも鍼灸は禁止されそうになりました。それどころか西洋医学以外の医業を全部消そうとしたんですよ。鍼灸、あんま、マッサージ、柔道整復[*9]、そういったものはすべて禁止だと。このときも禁止に反対する運動が起こって、最後はヘレン・ケラーがマッカーサーに手紙を書いたんですって。盲人の自由と自立のために、生業を潰してはいけません、と。それで生き残ったと言われています。障害者救済の意味もあったということです。

韓国・アメリカの東洋医学事情

***9【柔道整復】** 国家資格にもとづき、骨折、脱臼、捻挫などの施術を行う。もとは「接骨師」「ほねつぎ医者」と呼ばれる伝統医学で、一七世紀初頭に伝来したとの説もある。

仲野　私だけじゃなくて、日本では東洋医学のことはあまり知られていないと思うのですが、ほかの国はどういう状況なんでしょう？　たとえば、お隣の韓国なんかは？

若林　東洋医学にかかっている人はそれなりの数いるみたいです。韓国では「韓医学」と言うんですけど、韓国は韓国で「中国医学の正当な継承者は我々である」という矜持をもっています。

韓国の「韓」は漢民族の「漢」と同じで、漢民族の正当な後継者だという意識が高い。だからこそ韓医学の先生の権威がものすごく強いんですよ。西洋医学の医者とよく喧嘩してます。

仲野　偏差値的には西洋医学のほうが難しいんだけど、収入が韓医学のほうが高かったりして軋轢を生んでいるとかいう話を聞いたことがあります。

若林　そうみたいですね、一回あたりの治療費が高いから。それでも根強い人気があります。さらにニューヨークのマンハッタンだと一回の治療に七、八万円、下手したら一〇万円近くかかるところがあるそうです。平均的には一〇〇〜一六〇ドルくらい。日本だと一回数千円なんですけどね。

仲野　若林先生、ニューヨーク行かはったらええんちゃいます？（笑）アメリカでも鍼灸の資格ってあるんですか？

若林　あるんですが、それぞれの州で免許が異なるので、開業する場所にあわせて取らないといけないです。東洋医学が一番盛んなのはカリフォルニアだそうで、西海岸のサンフランシスコは特に多いようです。ここでも値段はやっぱり高い。八〇～一三〇ドルくらいです。

サイモン・シンの『代替医療のトリック』[*10]（新潮社）という本のなかでも、漢方医は糾弾されていて、やはりその原因のひとつは高額な治療費です。

仲野　この本、すごく面白い。サイモン・シンは大好きで、物理数学系のノンフィクションライターとしてはいま世界一じゃないかと勝手に位置づけてます。結論を言うと、代替医療はほとんどエビデンスがないと書いてある。

この本、事実をあまりに赤裸々に書きすぎて、英国カイロプラクティック[*11]協会から巨額の訴訟を受けてしまいました。シンの批判は真っ当で、代替医療を完全に否定するのではなくて、「なんでも治る」とか主張してしまうのがけしからんということだったのですが。最後には訴訟取り下げになりましたけども、その間あまり執筆活動に集中できなかったようで、気の毒なことでした。

＊10【代替医療のトリック】代替医療のなかでも、鍼、ホメオパシー、カイロプラクティック、ハーブ療法を取り上げ、その効果を検証したノンフィクション。

＊11【カイロプラクティック】筋骨格系のゆがみと、それが身体におよぼす影響を分析し、治療・予防する。脊椎を中心とした構造に働きかけることで、痛みの軽減、自然治癒力の向上などにつながるとしている。

東洋医学が生き残っている理由

若林　なぜ西洋医学はここまで日本に根付いたんでしょうね？　江戸時代までは東洋医学がこれほど定着していたのに。

仲野　欧化政策があったのも理由のひとつですが、やっぱり薬が効いたから。それ以上に手術の効果が大きかったのかも。順天堂の祖である佐藤泰然《たいぜん》*12とか、江戸時代の段階で手術がものすごく上手い名医が出ましたし。豆知識ですが、名字は違うけど、佐藤泰然は、蘭方医にして最後の奥医師になった松本良順の父親です。あと、種痘のインパクトも大きかったでしょう。

若林　やっぱり感染症と外科疾患に劇的に効いたからなのかなぁ。東洋医学はこのふたつが得意じゃないんですよ。結核だコレラだとなると、東洋医学は歯が立たないわけです。消毒の概念もなかったですし。

仲野　それでもいまだに生き残っているというのがすごいし、不思議で面白い。東洋医学が得意とする分野はどのあたりです？

***12【佐藤泰然】** 医師。足立長雋に入門して蘭方を学び、長崎でオランダ語と医学を修める。一八三八年に江戸で蘭医学塾「和田塾」を開き、一八四三年には移住先の佐倉で蘭学塾兼私立病院である順天堂（後の順天堂大学）を開設。その後、佐倉藩主堀田正睦の侍医に引き立てられ、兵制や外交についても提言した。

若林　神経痛、リウマチ、腰痛症、五十肩、頸肩腕症候群《けいけんわん》[*13]、頸椎捻挫《けいついねんざ》後遺症[*14]、その他これらに類似する疾患には強いです。この七つの疾患については保険も適用されます。西洋医の診察を受けて、医師が同意しないと適用されないんですけどね。あとは、がん性疼痛を抑えたりなど、がんの患者さんの緩和ケアとして使います。局所的な痛みもそうですが、薬の副作用や全身症状を改善できることがあります。

仲野　その場合、どのくらいの頻度で治療するんですか？

若林　週二回くらいです。痛みが軽減されることで、医療用麻薬の使用量を減らすことができるので、意識も比較的クリアな状態で最期を迎えられる方も多いです。ターミナル医療の現場でも東洋医学が役に立つところはあると思いますよ。

ほかには月経が重いとか、若い女性に多い症状の緩和に役立つことが多いです。組織診してもわからない原因不明の蕁麻疹《じんましん》や、免疫系の異常などにも対応できる場合があります。

仲野　たしかに、そういう症状にはよさそうですね。西洋医学の場合、基本的に診断がつかないと治療できない。日本では保険請求しようとしたら病名がついていないといけませんし。なんとなく痛い、なんとなく悪いには対応しにくい。

若林　東洋医学は、主観的には症状があるけど、客観的に原因がわからないものも

＊13【頸肩腕症候群】筋肉や血管、神経への負荷により首、肩、腕にかけての痛みなどが起こる。手や指にも症状が出る場合がある。

＊14【頸椎捻挫後遺症】いわゆる、むちうち。首の痛みのほか、腕や手の痺れ、頭痛などの症状が現れる。

診ることができるのが強みかもしれません。全員が全員よくなるわけではないですけど、打率は高いと思います。

仲野　結果オーライ、治れば原因がわからなくてもいいということか。東洋医学の歴史は、きっとそういうことの積み重ねやったんでしょうね。西洋医学のように何か大きな発見があってドカンと進歩するというのではなく、何千年もの間に少しずつ少しずつ経験を積み重ねていった。西洋医学とアプローチは違うけれど、それはそれで、やっぱり効果はあるんやろうなという気がします。

若林　効かなかったら、もういま頃は完全に駆逐されていたと思います。いまだに残ってるということは、ある程度の効果が見込まれているということなんですよね。

西洋医学もはじめは怪しかった

仲野　西洋医学はいまでこそ科学だと考えられていますけど、自然科学をベースにし始めたのは、長い歴史から考えると比較的最近です。それ以前は、西洋に限らず世界中で、呪術や迷信的なものと医学はごっちゃになってたわけですから。

ちょっと簡単に西洋医学の歴史をお話ししておきましょうか。

まず、「西洋医学」というものが始まったと言えるのは、紀元前五世紀頃のギリシャ・ローマ時代とされています。始まりとはいっても、わかっていないことが多すぎて、現在の西洋医学とはかけ離れたものです。

この頃の有名なお医者さんに、ヒポクラテス[*15]やガレノス[*16]がいます。ガレノスは、人体は血液、粘液、黒胆汁、黄胆汁の四つのバランスが非常に大事という四体液説を確立させた人です。

若林　その話を聞くといつも不思議だったんですが、胆汁は黒と黄色があるんですか？

仲野　いや、本当の胆汁は黄色いです。黒胆汁はメランコリーの語源にもなってますが、なんのことなのかよくわかりません。いまの常識から考えると、当時の理論はいろいろと不思議なところがあるもんです。呪術的なものや思想的なものが色濃く残っていたからかもしれませんね。

ガレノスは、病気になるのはその四体液のバランスが悪いせいだといって、それから二〇〇〇年近くもの間その説が信じられてきました。

その発想から行われた代表的な治療法が瀉血《しゃけつ》です。瀉血というのは、体内に入っ

＊15【ヒポクラテス】ギリシャの医師。紀元前四六〇年頃にエーゲ海のコス島に生まれる。それ以前の巫術的な医学から距離をとり、環境条件もふくむ自然現象として病気を捉え、観察や臨床にもとづく医学の基礎をつくりあげた。「医学の祖」と称される。三七〇年頃没。

＊16【ガレノス】ローマ帝国時代の医学者。一二九年頃に生まれる。ローマ皇帝マルクス＝アウレリウスの侍医となる。医学の基礎として解剖学を重視し、動物解剖の成果をふまえて動脈に血液が存在することを証明した。彼の医学書は後に翻訳され、アラビア医学にも影響を与えたとされる。

た有害物質を排出させるために血を抜くという治療法で、中世から一八世紀にかけて欧米ではスタンダードに行なわれていました。なにかあったら治療だといって血を抜きまくるから、そのせいで死んだ人もたくさんいました。モーツァルトもジョージ・ワシントン*17も瀉血の後に死んでます。

若林　やたらと瀉血をするのがギリシャ医学と、それを基礎にしているイスラム文化圏のユナニ医学だったんですよね。この頃は薬は使われていなかったんですか？

仲野　お薬もあったといえばあったんですけど、使われてたものといえば、ヒ素とか水銀とか、からだに悪いものばっかり。たぶんね、患者さんが来たら「なんかせなあかん」と思って、血を抜いたり変なもん飲ませたりしてたんやと思いますわ。いいか悪いかは別として、というか、ほとんどの場合は悪い影響やったはずですが、ヒ素や水銀はからだになんらかの変化が生じますから。お金をもらおうと思ったら、「このまま放っておいたらよろしいわ」とはなかなか言えなかったんとちゃいますかね。

瀉血のほかによく行なわれたのは、嘔吐や下痢を無理やり起こす治療法。どう考えても、病気になってる人にそんなことしたらあかんやろ。

若林　病気は外から入ってくるから追い出してしまえばいいというイメージが強

*17【ジョージ・ワシントン】アメリカ独立戦争の指導者、政治家。一七三二年生まれ。大陸軍の総司令官としてイギリスからの独立を実現した。憲法の制定にも尽力。一七八九年、合衆国初代大統領に就任した。一七九九年没。

かったことも関係しているでしょうね。

仲野　そういう状況がガレノスの時代からずっと続いてきたんですが、一九世紀になって西洋医学は一気にいまのかたちに近づいていきます。その大きな理由のひとつは、顕微鏡です。顕微鏡によって細菌を見ることができて、それが病気を引き起こすことがわかった。さらに、ルドルフ・ルートヴィヒ・カール・フィルヒョウ[*18]によって細胞病理学[*19]が確立されたのが大きい。これらによって、四体液説は完全に葬り去られたのです。

ほぼ同じ時代から、近代的なお薬もできてきます。ヒ素とか水銀のような「お薬もどき」じゃなくて、「本当」のお薬です。一九世紀は化学の進歩も非常に大きくて、生化学の開祖と言われているフェリクス・ホッペ＝ザイラー[*20]も当時の代表的な人物です。

若林　私たち鍼灸師の学校でも、解剖学と生理学の基本は学びます。でも、生化学はやらないですね。

仲野　生理学というのは、生体の機能を理解する学問です。たとえば、血圧がどうのとか、神経での電気パルスの伝達がどうなってるかとか。生化学というのはもっとミクロで、生体内で起こる化学反応の役割などを扱う学問です。生理学はどちら

＊18【ルドルフ・ルートヴィヒ・カール・フィルヒョウ】ドイツの医師、人類学者、病理学者。一八二一年生まれ。細胞病理学説を提唱。政治家としても活躍し、自由主義的保守主義の立場からビスマルクを激しく批判。ビスマルクが彼に決闘を申し込んだほどであった。一九〇二年没。

＊19【細胞病理学】人体の病気の原因は細胞の機能的、形態的、栄養的変化によって引き起こされるとする考え方。

かといったら物理で、圧力や電気などの観点から人体を扱う。一方で、生化学は文字どおり化学、生体における化学反応です。

西洋医学では、生化学の重要性はすごく高まってきていて、細胞のなかで何が起きているかがわからないと病気というものは理解できないという考え方になってきています。「分子病理学」という言葉があるほどです。西洋医学はそういうふうに、細かいほう細かいほうへ、最終的には分子という目に見えないレベルまで病気の原因を探っていくんですけど、東洋医学はからだを全体として捉えるんですよね。

若林　そうです。詳しくはあとで話しますけど、陰陽五行や気《き》・血《けつ》・津液《しんえき》という要素からからだや病気を捉えています。西洋医学のお医者さんから見たら、「なんて抽象的な！」とあきれられるかもしれません。生化学のような化学物質を扱わない。

仲野　我々から言うと、「ちゃんと分子機構で言うてくれよ」とか思ってしまうわけです（笑）。でも、細かく分けすぎてきたのはちょっと反省せなあかんところもあります。木を見て森を見ず、というか、それぞれの反応の分子機構がわかっても、細胞全体としてどんなことが起きているかわからないと、本当のところは意味をなしませんから。

そういうこともあってか、最近では西洋医学界も、からだを全体として捉えるよ

＊20【フェリクス・ホッペ゠ザイラー】ドイツの生理学者。一八二五年生まれ。ヘモグロビンの結晶化に成功し、酸素と結びつくことを発見した。一八九五年没。

うな「多臓器連関」という考え方がトレンドになっています。それぞれの臓器だけを見ていてはだめで、いろいろな臓器の連携を理解しなければならないという発想です。その話は、また後でしましょう。

漢方薬は発明者不明

若林　先ほどヒ素とか水銀の話が出ましたが、薬に関しては東洋医学のほうが発達するのが早かったみたいですね。一世紀後半頃、ギリシャの医者・学者であったディオスコリデス[*21]が、『薬物誌』という本草学書を書いたのですが、そこに出てくる薬草の使い方を見ても、漢方みたいに複数組み合わせて配合するという段階には至ってないんですよ。同じ頃に中国で成立したと言われる『神農本草経《しんのうほんぞうきょう》』[*22]には、漢方で現在使われている薬物がほとんど網羅されていて、単体での使い方だけでなく組み合わせ方まで載っているんです。

『神農本草経』といえば、仲野先生は大阪ご出身だから「神農《しんのう》さん」をよくご存知じゃないですか？

＊21【ディオスコリデス】 ローマ帝国期の医者。生没年は不明。現在のトルコ（キリキア地方アナザルボス）に生まれる。ローマ軍の軍医を務め、その道中に薬物を研究し『薬物誌』を著した。

＊22【神農本草経】 中国最古の薬物書。一般的には、後漢代の一～二世紀頃の編纂だとされているが詳細は不明。三六五種の植物、動物、鉱物の薬効が記載されている。

仲野　はい。神農さんといえば、薬の神様ですよね。大阪には道修町《どしょうまち》という有名な「薬の町」がありまして、そこの少彦名《すくなひこな》神社に祀られているのが神農《しんのう》さんです。毎年「神農祭」というお祭りもあって、けっこう賑わいます。道修町あたりは武田薬品、田辺製薬、小野薬品とか、江戸時代からある製薬業者発祥の地でもあります。いまは多くの製薬会社が東京に本社を移しましたけど、一昔前まではみんな道修町が本社でした。

その神農さんいう人が本を書いたんですか？

若林　まさか（笑）。実際は誰が書いたかわかりません。昔の神様や王様の名を冠した書物はどれも作者不明です。神農については、そう呼ばれている一族がいて、その知識を集積したものが『神農本草経』なのではと言われています。東洋医学はほとんどすべて、誰が何を発明したかがはっきりしてないんですよ。あまりにも古すぎるから。

仲野　西洋医学ではそういうことはほとんどないですね。先ほど出てきたヒポクラテスやガレノスをはじめとして、誰が発見、発明したかがほぼ明らかです。

若林　それは違いのひとつですね。『神農本草経』と並んで私たちが一番大事にしている鍼灸医学の古典『黄帝内経』も誰が書いたのかわからないんですよ。

仲野　『黄帝内経』は民間療法などをまとめたものなんですか？

若林　いえ、民間療法にしては体系立ちすぎています。医療を司っていた一族の秘伝のようなものを、後世の人がまとめ直したものと考えられています。

東洋医学の世界では、伝説みたいな話が史実のように語られたりもするから、どこまで本当なのかがわからなくなってます。『三国志』に出てくる華佗《かだ》[*23]という医師が、最初の外科手術を行なったと伝えられているんですけど、これもほぼ伝説ですね。華佗が使ってた麻酔薬が「麻沸散《まふつさん》」っていう名前なんですけど……。

仲野　麻沸散って、江戸時代に華岡青洲[*24]が発明したやつとちゃうんですか？　華岡青洲は全身麻酔を使った手術を日本、いや、世界ではじめて成功させたことで有名ですけど、その麻酔薬の名前が麻沸散ですよね、確か。

若林　華岡青洲は、自分で開発した麻酔薬に伝説的な麻沸散の名前を借りただけなんです。もともとの麻沸散の中身は、いまでは謎です。華佗の医学をまとめた書物は、焼かれてなくなっちゃったと言われてるんですよ。華佗は曹操《そうそう》[*25]に仕えていたんですが、逃亡したことで怒りをかって、牢獄に入れられた。殺される前に、その秘伝の医学書を看守に託そうとしたみたいです。でも断られ、悲嘆に暮れてその場で燃やしちゃったんだって話です。

＊23【華佗】中国の後漢末期時代の医学者。彼が行なった手術や治療の様子は『後漢書』方術伝や『三国志』の華佗伝に記載されている。

＊24【華岡青洲】医師。一七六〇年生まれ。医師の家系に生まれ、オランダ系の外科学や儒学を学ぶ。一八〇四年に全身麻酔「通仙散」（別名、麻沸散）を使った乳がんの手術を成功させた。一八三五年没。

＊25【曹操】一五五年生まれ。後漢末期に勢力を拡大し、中国北部を統一。事実上、三国時代の魏の創建者。屯田制、兵戸制などを確立。詩人としての才もあった。二二〇年没。

仲野　それはもったいないなかったなあ。どこまでが本当の話かわかりませんけど(笑)。そういう伝説的な話が混ざってくるところが、東洋医学をミステリアスなものにしている理由のひとつなのかもしれませんね。

仙人ブーム

仲野　ミステリアスといえば、おへその下のほうにある丹田《たんでん》。私にとってはあれも謎です。実際にあるモノと考えられてるんですか？　解剖しても見つかりませんけど。

若林　丹田はモノじゃないですね。宗教的な考え方に基づいたもので、観念上の産物といっていいです。丹田は、「丹薬」という仙人になる薬をつくる身体の場所という意味で、その考え方は道教から取り入れられたんです。道教というのは儒教と同じく中国固有の思想で、もともとは老荘思想[*26]に神仙《しんせん》思想[*27]や陰陽五行説が融合したものです。

仲野　どちらかというとスピリチュアル系ですかね。

***26**【**老荘思想**】春秋戦国時代の諸子百家のうち、老子と荘子の教えの総称。儒家の徳や礼を人為的なものとして批判し、無為自然であることを説いた。貴族社会だけでなく庶民にも広まった。

***27**【**神仙思想**】中国に紀元前からある、永遠の生命を得るという考え方。

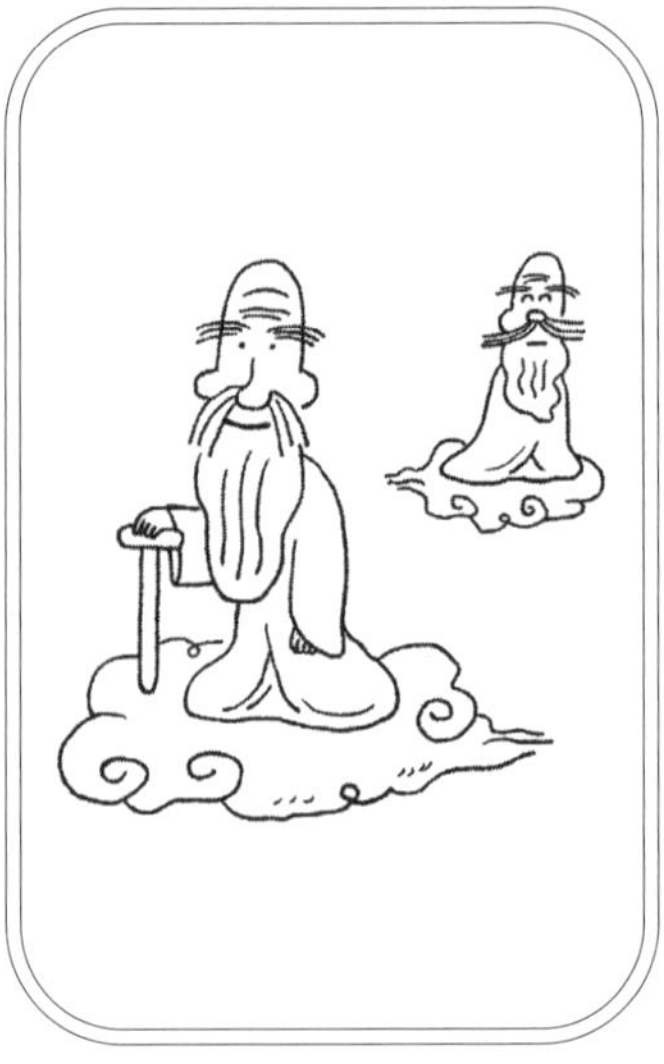

若林　うん、いわばスピ系。スピリチュアル系の話と東洋医学の親和性が高くなってしまうひとつの理由として、道教由来の身体技法と東洋医学が混交していった歴史があるんです。道教の基礎にある神仙思想が、漢の時代を中心に流行ったことがあったためですね。葛洪《かっこう》*28による『抱朴子《ほうぼくし》』*29という、仙人になる方法が書かれた本にある内丹法が大流行しました。東洋医学の長い歴史からすると、ほんの最近のことですけど。

仲野　みんな仙人になりたかった？

若林　孟子もそうですよね。

仲野　でも、なられへんかったやないですか。

若林　まぁ、なれません。でもすっごい流行ってたんですから！　やたら丹を練る*30ための呼吸法をやったりしていました。

仲野　う〜ん、わけわからん。ちょっと話が変わりますが、秦の始皇帝*31に仕えてい

＊28【葛洪】神仙研究家、著述家。二八三年生まれ。口下手で質素な生活を送っていたことから「抱朴の士」と呼ばれた。『抱朴子』のほか『金匱薬方』『肘後備急方』など多くの書を記す。三四三年没。

＊29【抱朴子】全七〇巻からなる神仙思想についての著述。三一七年に成立。養生術と「丹」という薬をつくって服用する練丹術についても記されている。

＊30【丹を練る】仙人になるための薬を丹薬と言う。元は水銀からつくる赤い物質のこと。後世になると体内の気を練ってからだのなかにかため、丹を発生させようとした。

た徐福《じょふく》という人がいましたよね。始皇帝から不老不死の薬を探してこいと言われて船で東方に渡ったと司馬遷の『史記』に書かれてる人。日本にも渡来したという伝説があって、たぶんフェイクやけど和歌山に墓があるという。その徐福も漢方医だったんですか？

若林　いえ、方士《ほうし》だと言われていますよ。方士というのは、要は怪しげな術を使う人です。

漢方医たちは、自分と彼らを同じにしてくれるなと思っていたみたいですが、秦の時代には、両者はひとくくりにされていました。始皇帝も方士をそばに置いていたくらいですから。「長生きできまっせ」とか耳触りのいいことを言うから可愛がられたのかな。

仲野　帝政ロシアのラスプーチン[*32]みたいなやつ？

若林　そうそう、呪い師みたいな感じ。

仲野　漢方医学と神仙道はもともとの思想が一緒だったんでしょうか？　それとも別のところから生まれた？

若林　根っこは似てるんですけど、別のところから発生してます。神仙道の方士が使っている仙薬の原料であった生薬《しょうやく》、体内技法の内丹法で使われていた任脈《にんみゃく》・督脈《とくみゃく》

＊31【秦の始皇帝】紀元前二二一年に中国を統一した中国最初の皇帝。封建制を廃止し郡県制を採用、貨幣や文字の統一などの政策を行なった。

＊32【グリゴリー・ラスプーチン】帝政ロシア末期の宗教家。催眠術なども行なったと言われる。一八六九年生まれ（諸説ある）。ニコライ二世やその皇后にとりいり、政治的権力を握った。一九一六年没。

という経緯が医学のほうに吸収されていったのです。長生きを極めて最終的に仙人になろうとしたのですが、その途中にあった薬や技法が医学に取り入れられたということです。どの文化圏でもそうだったように、古くは医術と巫術《ふじゅつ》がほぼ同根でしたが、ある時期から漢方薬を使う医者、鍼灸師と、それ以外の不労長寿の薬をつくる人たちとに分かれていく。ただ近接はしてるんですよね。

仲野 不老長寿系は医術と近いでしょうね。

若林 近いですね。不老不死になるのは無理だから、その一歩手前の長生きを目指そうということで、医学との親和性が高くなっていったんでしょうね。そういうところから、養生の考え方も出てくる。だから養生は道教由来の考え方です。

人間の欲望は果てしないものですから、医学のほうも不老長寿系の薬を試してみようとした節はあります。鉱物薬とか、謎のキノコとか。サルノコシカケは霊芝《レイシ》といって漢方にも使われますが、もともとは不老長寿の薬として候補にあがっていたものです。だから、私たち医者も神仙道をあまり馬鹿にもできないんです。

ただ、方士に対しては当時の医者たちからの批判もありました。たとえば、扁《へん》鵲《じゃく》*33という中国古代の名医も強く批判しています。扁鵲は「病の六不治《ろくふち》」、つまり「こうしたら病気は治らない」という条件を六つあげていますが、そのなかに

***33【扁鵲】** 春秋戦国時代の医者。司馬遷の『史記』で名医として伝えられている。虢（かく）という国の太子が死亡したと知らせを受けて向かった扁鵲は、太子が死んでいないことに気づき、蘇生を施し回復させたという伝説も残っている。

***34【魯迅】** 中国の小説家、

「巫術を信じる」が入っています。

仲野　方士と漢方医はむっちゃ仲悪かったんでしょうね。

若林　マーケットがかぶってますんでね。扁鵲は「我々はそういう怪しげなことはしません。ご祈禱も巫術もしないし、謎の不老長寿の薬も使いません」という立場をとって頑張ってたみたいです。

　医術と巫術が重なっているのも古代であればしょうがないと思いますけど、じつは近年まで続いていたのが問題なんですよね。あの魯迅*34も漢方医が大嫌いだったというエピソードがあります。というのも、お父さんが肺病を患って漢方医を頼ったら、「番《つがい》になっているコオロギを探して来い、そうしたら父親は助かる」とか、薬のもとを探してくるよう言われたそうです。それが一九世紀末、二〇世紀初頭ですよ？　どこまでがフィクションかわかりませんが、酷い話でしょ。

仲野　落語の「千両蜜柑《せんりょうみかん》*35」みたいな話やなあ。

若林　それがきっかけで魯迅は仙台医学専門学校（現・東北大学医学部）に入学して医学を学ぶんです。

　もうひとつ、「薬」という短編に漢方医術が本当に嫌になったというエピソードが書かれています。父親が肺病の息子のために、処刑された罪人の血を染み込ませ

思想家。一八八一年生まれ。辛亥革命後の中華民国政府のあり方や列強の状況を悲観し、一九一八年に『新青年』で『狂人日記』を発表。当時の中国の姿を描いた『阿Q正伝』は彼の代表作となる。一九三六年没。

＊35【千両蜜柑】ある大店の若旦那が気の病で衰弱する。困った父親は、若旦那の幼馴染の番頭・佐兵衛を呼び出し、悩みの種を聞き出すよう命令する。「ミカン」がほしいと答える若旦那の願いを佐兵衛は叶えようとするが、六月にミカンはどこにもないと主人に指摘される。気落ちして若旦那が死んだら磔にされるぞと脅された佐兵衛は、ミカンを探しにゆき……。

た饅頭《マントウ》（蒸しパン）を買いに行く。でも食べた息子は結局死んでしまう、という話。どうやら、当時はこの血染めの饅頭が結核に効くと言われていたらしいです。

仲野　気色悪っ。ウイルス感染とかの病気に罹ってしまうことはあっても、結核が治るようなことはないでしょうに。

若林　そういう呪術的な面が近世までは入り乱れていたということです。私たちは整備された鍼灸や漢方治療をしていますが、市井の漢方医や鍼灸院のなかにはそういう要素も多々あったようです。

経験と思想、どちらをとる

仲野　いまも昔も、西洋医学では人体について新しいことが次々とわかってくるでしょう。そういった発見によって東洋医学の考えが更新されるようなことはあるんですか？

若林　新しい発見を取り入れて変わっていくというよりは、古典的な考え方と照らし合わせてどう解釈するかの問題になってくるんですよ。陰陽五行とかの考えをベースにしているので、やっぱり哲学に近いんですよね。

仲野　うーん、解釈かぁ。解釈の余地があるというのは、科学の基本的な考え方に反しているんですよね。科学哲学のカール・ポパー[*36]が言うところの反証可能性がなくなってしまう。ひらたく言うと、どんなことでも正しく解釈できてしまう。

若林　私も、解釈次第でなんでもあり、というのはいくらなんでもおかしいんじゃないかとは思っています。

陰陽や五行をすべてに当てはめていくというやり方は疑問です。陰陽や五行をはじめとする古典的な理論の大元になっているのが、「天人合一《てんじんごういつ》」といって、世界の理と人間のからだはつながり合っていて対称の関係にあるという思想です。これを大元に置いたことによって、実際のからだをその思想と合わせていかないといけなくなり、無理が生じている部分があるんです。

つまり、東洋医学の理論には、実際にからだに効くという経験から出てきた部分と、思想に合わせるためにつくられた部分とがあって、それらが混在したままになっている。私はそう考えています。

仲野　なるほど。東洋医学に対するモヤモヤ感がちょっとスッキリしてきたような気がします。なくなったとまでは言えませんが、どうしてモヤモヤするのかがわ

＊36【カール・ポパー】哲学者。一九〇二年生まれ。主著『開かれた社会とその敵』ではプラトンやマルクス主義を批判し、「開かれた社会」の理念を語っている。また、『探求の論理』は科学哲学を扱い、反証可能性を経験科学とそうでないものとを区別するものとして位置づけた。一九九四年没。

かってきたような感じかな。

若林　そうでしょう。この無理やり合わせている部分が特によく現れてくるのが、数字の部分。陰陽の一と二、五行の五、あと一二や九という数字はいろんなところに出てくるんですが、このへんの数字が出てきたら、私は「どこかにごまかしが入っているんじゃないか」と身構えるようにしています。どこまでが経験医学で、どこからが思想なのか。いつもそういう目で見ています。近年、「術数学」という学問分野ができて、天文暦学や鍼灸、本草学などの自然科学と易などの占術がどのように関係しているのかを明らかにしようという動きもありますね。

文化大革命（一九六六–七六）以降の中医学で、思想的な部分をなくそうという動きもありました。でも、結局そこにも国のプロパガンダ的なものが入ってきてしまって、うまくいきませんでした。しかし、そんな歴史も経ながら、いまでも東洋医学がしぶとく生き残っているのは、人間のプリミティブな感覚に即したものだからだと思うんです。

仲野　解釈しすぎはあかんかもしらんけど、ある種の合理性をもって考え抜かれた理論だから、腹落ちする部分は多いでしょうね。

若林　そう、下手に腑に落ちちゃうの。実際はトートロジーも多くて、「Aだから

A」と言ってるのと同じなのに、「陰陽で考えるとああでこうで……」と言うとみんな納得してしまう（笑）。それは、東洋医学の理論が、純粋な理論ではなく、長い歴史のなかで磨き抜かれた「物語」だからだと思うんです。こんなこと言ったら嫌がる人もいますけど……。

仲野　いや、そう言ってもらえたほうが理解しやすくなる人が多いと思いますよ。

若林　あとね、数千年前といまとでは気候やテクノロジーも違うから、そこを加味しないといけないんじゃないかと私はよく言っています。たとえば、『養生訓』[*37]の貝原益軒《かいばらえきけん》[*38]も「冷たいものを食べすぎるな」と書いてるんですけど、そもそもこの本が書かれたのは江戸時代。冷たいといっても、氷なんか手に入らないから、庶民は食料を室温で保存してる。だから、「冷たいもの」は氷じゃなく、なまもののことではないかとひらめいたんです。

仲野　あー、なるほど。そうかもしれませんね。

若林　生魚だけじゃなくて、生水や生野菜も感染源になることがあるでしょう。肥料に人糞を使っていた時代ですから。

仲野　どうしても僕らはいまの時代のイメージで考えてしまうけど、当時とは意味が異なると疑ってみる必要があるわけか。東洋医学をわかるには、そうした面から

＊37【養生訓】貝原益軒による健康長寿の秘訣についての著作。益軒が八三歳のときに著されたとされている。養生や食生活、睡眠、住まい、薬の服用などについて論じている。

＊38【貝原益軒】江戸時代の本草学者、儒学者。一六三〇年生まれ。儒学では晩年に『大疑録』を著し、博物学者らとの交際に刺激を受けて『大和本草』を残すなど、さまざまな方面で活躍。福岡藩士として、黒田家の歴史をまとめた『黒田家譜』、『筑前国続風土記』なども編纂している。一七一四年没。

の理解も必要ですね、きっと。

若林 そうそう。ちょっと古い考えなのよ、ということを頭に入れてのぞむ。

反ワクチンのイメージ

仲野 「東洋医学=怪しい」というイメージは、科学至上主義の人に多いような気がします。逆に、反ワクチンは、科学を疑うような人に多いのではないかと。東洋医学にあてはめるのはちょっと違うかもしれませんが、東洋医学信奉者には反ワクチン派が多かったりしますか？

若林 残念ながら、けっこう多いです。前提として言っておきたいけど、反ワクチンは東洋医学由来の考え方ではないんですよ。ワクチンが大嫌いな療術の流派があって、日本の反ワクチンの考え方はほぼそこからきています。今回の新型コロナだけじゃなく、風疹などのワクチンも絶対打ってはいけないという立場です。ワクチンはからだに毒を入れて、トラウマを残してしまうと考える。

仲野 うーん、毒とは違うのに。その療術ってどのようなものなんです？

若林　いわゆる、各種民間療法のことです。療術と東洋医学が近い領域にあるのは確かです。明治時代が始まった頃と戦後ＧＨＱの施策があった頃に、日本にあった治療法が一掃されそうになったという話をしましたよね。そのときに東洋医学が一緒に運動をしていたのが療術の人たちだったんです。そこで西洋医学忌避あるいはワクチン忌避の思想も入ってきた。

治療を受けること自体をほぼ否定してる療術の流派もあります。「天の理に従った身体は完全である」という考え方をすると、そこに何か外部のものを入れるという考えは取り入れにくい。ですから、東洋医学的にもワクチンの考え方はなじまなかったんでしょうね。そういうわけで、ある種の療術と近い考え方をもってしまう人もいるということだと思います。

ですが、清代の『痘疹定論』（一七一三）巻の二に人痘法が北宋時代に始まったと書かれています。ジェンナーは牛痘ですが、これは人の天然痘のかさぶたを乾燥させ、粉末にしたものを水にといて、それを綿にしみこませ、鼻につめるものです。ですから、元々の東洋医学はそういった方法を忌避していたわけではないのです。

仲野　逆に、西洋医学に携わっている人のなかにも、一定数反ワクチンの人はいるわけです。どちらかというとイデオロギーみたいな感じで、科学的な根拠は強くないですが。ただ。反ワクチンの動きに大きな影響を与えたと言われているのは、ワクチンと自閉症の関係です。

若林 ワクチンに水銀が入ってると言われたことがありましたね。

仲野 それは間違いではないんです。チメロサールという防腐剤が使われているワクチンがあって、その物質には水銀が含まれています。しかし、ごく少量でまったく健康に影響はありません。

ただ、ワクチンと自閉症の関係についての論文は捏造論文で、完全に間違いだったことがわかっています。さらには後の大規模研究でも否定されています。でも、そういうセンセーショナルな話は広がりやすくて、たとえウソだったとわかっても、こびりついたイメージがなかなか払拭できません。なので、いまでも信じている人がいるのです。

行動経済学的に言うと、儲けと損失を比べたときに、人は損失のほうを強く感じる。それと同じで、ワクチンの副反応は見えやすい。確率的にはとても低いけど、ニュースになったらすごく目立ってしまう。一方、ワクチンのメリットは副反応とかのデメリットよりもはるかに大きいけれども見えにくい。だから恐怖を煽る言説に惑わされやすいんだと思います。

これも行動経済学ですけど、すぐに起こらないことを人間は放っておきがちという「現在バイアス」が働くことも、ワクチンを打ちたがらないもうひとつの理由かもしれません。

副反応と効果の関係は、大きさと重さを比べてるようなところがあると思うんです。大きいから重いとは単純には言えないし、その逆もそう。でも、そこに相関関係を勝手に見出してしまうのが人間の性《さが》です。理屈で考えたら絶対打ったほうがいいんですけど、人間は単純な理屈だけでは考えない。そう考えるようにできてしまっているから、仕方がないのかもしれませんが。

若林　先ほど話したある種の療術の言説にも、恐怖感を煽るところがあります。一度ワクチンを打ってしまったら、もう元には戻らないと言われるから、呪いのように機能してしまう。

知り合いが子どもに結核を予防するBCGワクチンを受けさせたくないと言うから説得を試みたんですけど、「やっぱり怖い。何かが起きてからじゃ遅い」と考えを変えることはなかった。ワクチンを受けないで結核に罹るほうが怖くないですか?と思うんだけど、理屈で説得しようとしても難しいかもしれません。

仲野　受けたら半永続的に効果が続きうるのも、ワクチンの長所なんですけどね。

怪しい治療法のひとつに、ホメオパシー[*39]というのがあります。薬などを極端に薄めた「レメディー」というものを飲みなさいとか。アボガドロ数[*40]の世界ですが、もうその薬の分子が入っていないほどに薄めても効果があるという。日本学術会議が「ホメオパシーの治療効果は科学的に明確に否定されています」との声明を発表しているほどで、どう考えてもありえないんですけど、そういうのを信じ込んでしまう人がいるんですよね。

若林　飲んで効かないと思ったらやめればいいんですが、なぜか「効くはず」と続けちゃう人がいる。錠剤の形なのでプラセボ効果[*41]が出やすいのだと思っています。

仲野　ホメオパシーが普及したのは、おそらく医学の歴史とも関係しているんじゃないかと思います。水銀などの毒も薬として飲ませていた時代は、薄めたほうが結果的にマシだった。薄めなかったら害が出るけれど、薄めたら少なくとも害はない。ホメオパシーはその考えを引きずっているのではないかと想像してます。

　ホメオパシーを信じる人がいるんだから、反ワクチンの人が出てくるくらいは当たり前といえば当たり前かもしれません。新型コロナのワクチンは、ありえないような副反応が出るというデマさえありました。そこまでいくと、もはや陰謀論の類ですけど。

＊39【ホメオパシー】 一八～一九世紀のドイツの医師、ザムエル・ハーネマンが提唱した治療法。植物、動物組織、鉱物を何十回にもわたり希釈した「レメディー」という水を砂糖玉などに含ませ摂取することで、あらゆる病気が治癒すると説いた。

＊40【アボガドロ数】 物質量一モル（mol）を構成する粒子の個数。

＊41【プラセボ効果】 薬としての効果がない物質でも、治療効果が出てしまうこと。

若林　接種部位に磁石が付くとか、「5Gに接続してしまう」とかね。iPhoneいらなくなるからいいじゃないか！と思ったんだけど（笑）。

仲野　そういうのを聞くと、失礼な言い方になるかもしれませんが、科学リテラシーや医学リテラシーの低さを感じてしまいます。

若林　科学的・医学的な根拠に基づかないデマを信じて、自分は多くの人が知らない真実を知っていると思い込んでしまう。それればかりか「真実」を知っている自分のほうがリテラシーが高いとさえ思う。そういう陰謀論に惹かれる人間の性が顕在化しましたね。

仲野　「ワクチンの会社が儲けるためにやってる」という話もありましたけど、営利企業なんだから、利益をあげないとやっていけない。そこだけをクローズアップして、陰謀だと主張するのは問題でしょう。儲けすぎるのは困りものですが。

医学リテラシーをもとう

若林　ワクチン忌避の人は、現代技術の否定にも走ることがあります。エアコンを使わない、電気も最小限しか使わない。ほかにも玄米菜食、無農薬、有機栽培、不耕起栽培、呼吸法など玉石混淆状態です。

仲野　「東洋医学は哲学」だからこそ、誤ったイデオロギーが入り込む隙もあるのかもしれんですね。

若林　否定できません。学生時代にはいろいろなものをおすすめされることがあって、私は面白がって片っ端から試したのですが、だいたい効かなかった。

仲野　効くのもありました？

若林　玄米食は便通がよくなることは確か！　一方、無農薬・有機栽培はデータを調べてみたら、残念ながら健康には寄与しなかった。地球環境保全に対する意義はありますけれどね。

ほかにも小豆《あずき》を袋に詰めたものを温めてからだに当てるという健康法もあったのですが、小豆じゃなくホットパックでも効果は変わりません。西洋だと小麦を使ってたけど、日本は湿度が高くてカビるのでかわりに小豆を使ったらしいのですが、現代でそれを使う必要はない。技術的に簡易にできるところは変えていいと思うのですが、こだわる人はいます。

仲野　難しいところですよね。プラセボ効果みたいに、信じることによって救われる人もたくさんいるでしょうから。

若林 そうですね。私はそういった健康法がどこに由来しているのか調べたので、結果、ぜんぶ捨てることになった。

仲野 そんなことしてたら、同業者に嫌われるでしょう。

若林 嫌われる。でもね、ダメなものはダメだと思うから。

仲野 えらいっ！ 人間はいつも強いわけではないから、何かにすがりたいという気持ちもわかる。それをやみくもに否定するのはよくないかもしれない。だからこそ難しい。けど、あかんことはあかんと言わないと。

この本の趣旨のひとつでもあるんですけど、一般の人にもある程度の医学リテラシーは絶対に必要です。これは、西洋医学、東洋医学どちらにおいても間違いありません。それが最終的には自分を守ることになるのですから。

コラム

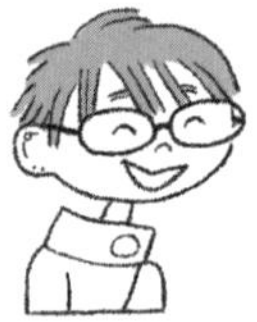

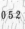

冷え性の話

「冷えは万病のもと」という言葉が、一九五〇年代に生まれた可能性があると言ったら、皆さん信じられますか？　そして、実は「冷え性」という概念自体が、江戸時代以前にはなかった可能性が高いのです。中国の医学古典にも、私たちが言うところの冷え性にあたる言葉が見当たらないとしたら？

この問題に関する概論は白杉悦雄『冷えと肩こり　身体感覚の考古学』（講談社選書メチエ）に詳しいのですが、白杉氏は冷え性という考え方自体が近年になって発見されたものであるとしています。

九嶋勝司《くまかつじ》・齋藤忠朝「所謂《いわゆる》「冷え性」に就いて」（『産婦人科の実際』一九五六年五巻一〇号、六〇三−八ページ）には、医学用語にも、日本以外の各国語にも冷え性にあたる言葉がないと記述しています。私は海外出身の方の治療を担当することがありますが、その際の共通語になる英語に「冷え性」を端的に表す単語がないのでとても面倒だと感じます。表現としてはcold sensitivityと言うようですが、微妙に日本語の冷え性とはズレていると感じられないでしょうか。これが、英語だけではないというのです。肩こりという言葉が世界に存在しないのと同じように、日本独特の文化的背景がつくった病であるらしいのです。

中国医学には「厥《けつ》」という概念があり、これは体内で巡行しているべきものが逆流していることを示す言葉です。わらびという文字は蕨と書きますが、あの形のように逆巻いているのを「厥」と言います。気血が逆巻いて手足が急激に冷えることを「厥冷《けつれい》」と言いますが、これは、外側から冷やした結果末梢が冷えてしまうものではなく、からだの内側に異常が発生してサーっと血が退いていくものを示しています。ですので、現代でいう冷え性とは違います。

私が調べたところによれば、冷え性という言葉は、明治の末期から大正の初めあたりに一般化した言葉のようで、それまでの間は「血《ち》の道症《みちしょう》」のうちのひとつに「手足や腰の冷え」が入っていますが、そのうち別に論じられるようになります。しかし、一体いつから冷え性が一般的な言葉になったのかがはっきりしないのです。以前、売薬の新聞広告を探ってみたことがあります。冷え性は病院にかかるほどの症状ではないので、売薬でなんとかしようとしていたのは現在と変わりませんでした。ですから、その新聞広告を見ていけばきっと何かわかるだろうと考えたのです。

結果、時代が下るにつれて血の道症という言葉から冷え性が分離されて、単体でクローズアップされるようになっていくのはわかったのですが、どこが分岐点なのかは突き止められませんでした。

また、冷え性とセットで語られる「からだを冷やすと健康に悪い」という考え方もいつから一般に言われるようになったのかはっきりしない言説です。冷やすことを禁忌とする考え方がどこから発生してきたのか、私が時代を遡って調べた限りでは、江戸時代の医学者・名古屋玄医《げんい》が提唱したのが始まりのようです。彼は体内の陽気＝温める力が、陰気＝冷ます力よりも超過している状態が健康であるという説を支持していました。これを「貴陽賤陰《きようせんいん》」と言います。
名古屋玄医は儒学を重んじていたのですが、江戸時代の大ヒット健康書である『養生訓』の著者である貝原益軒は儒学者です。同じように養生訓では「冷やすな、温めろ」という立場です。おそらくなのですが、貝原益軒は名古屋玄医の医学書を読んでいて、それを実践した結果、養生訓は寒さを避けて温める方法を重んじるようになったのでしょう。

一九五〇年代に家庭用のエアコンが普及し始めます。その時期に書かれた杉靖三郎『あなたの生活と健康』（日本教文社、一九五六年）に、「冷房病」という項目が見られます。杉靖氏はさまざまな健康法に関する書籍を書いた医師で、カナダの生理学者ハンス・セリエのストレス学説を一般向けに紹介した方だそうです。さまざま調べていった結果、「冷えは万病のもと」という言葉が杉靖氏の著書に出てきました。『ビジネスガールの健康』（実業之日本社、一九五八年）二三七ページの見出しがそれです〈五七ページ図〉。

見出しに続く本文には冷えはいかにからだに悪いかが、ハンス・セリエの学説と絡めて説明されています。

はっきりとは摑みきれていませんが、おそらくは冷えをあらゆる病気の源とする考え方が広く一般化したのは一九五〇年代の家庭用エアコンの普及にともなうことなのでしょう。

（若林）

ことが、のぼせの原因であることも、知られています。

とにかく、血液の分布からいっても、脚や腰を冷やすことは、女性性器に充血や慢性炎症をおこすことになり、また、頭痛やのぼせの原因にもなる、ということを知っておいていただきたい。

以上の問題に関連して、冷えが原因でおこる病気について考えてみましょう。

冷えは万病のもと

冷えにさらされると、かぜをひくことはだれも経験があることですが、かぜというのは何か、ということになると、今の医学でいちばんむずかしい病気なのです。それは、現代医学では、まず病原体は何か、その病原体をどうしてやっつけるか、ということしか考えていないからです。

ところが、このかぜの原因は、〝冷え〟だということはよくわかっていますが、病原体がわからない。インフルエンザはヴィールスだということがわかったが、これとかぜとはどんな関

図　杉靖三郎『ビジネスガールの健康』237ページ

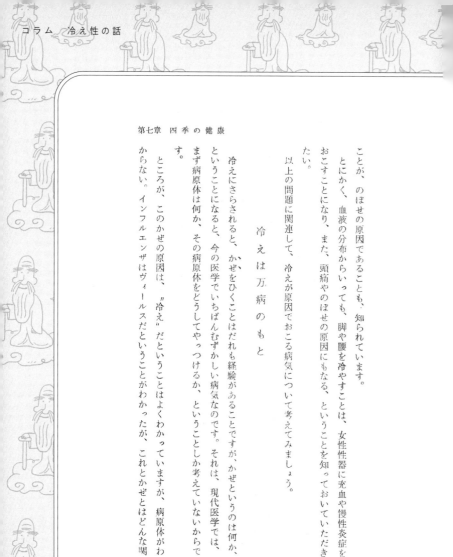

第2章

からだ篇

見えないものは、ないのでは？

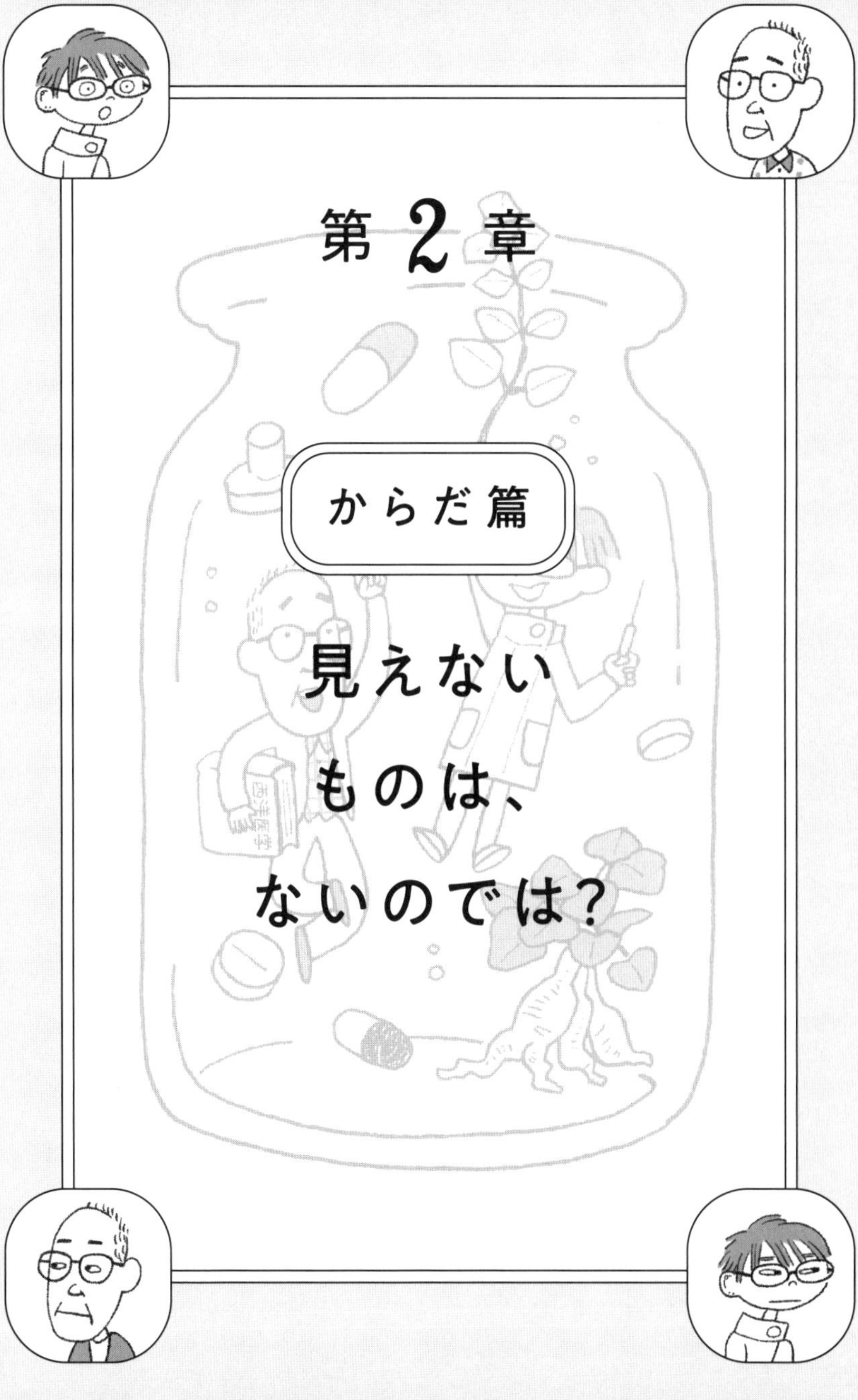

ざっくりすぎる解剖図

仲野　西洋医学と東洋医学の基本的な考え方の違いがなんとなくわかってきたところで、次はそれぞれのからだの捉え方について話していきましょう。西洋医学のほうは、一章でも出てきたガレノスの時代からずっと、からだの捉え方の基本は解剖学だと言っていいでしょう、というか、それ以外にはありえない。東洋医学はどうなんでしょう？　中国の昔の解剖図なんかを見ると、かなりざっくりしてますけど〔図1〕。

若林　これは張介賓《ちょうかいひん》[＊1]『類経図翼《るいけいずよく》』[＊2]に載っている解剖図ですね。いいかげんにせえ！って言いたくなるような図ですよね（笑）。日本ではじめて解剖を行なった山脇東洋[＊3]『蔵志』[＊4]なんかの解剖図〔図2〕もね、ひどいです。人のからだを開いて、わざわざこれを描く意味がわからないですよ。門外不出の書と言われてますけど、もしかして下手っぴだから見せたくなかったのか？と思ってしまう。

仲野　医学生があんなスケッチ描いたら絶対怒られますね。留年必至（笑）。中国

＊1【張介賓】医師、文筆家。一五六三生まれ。主な著作に『類経』『景岳全書』がある。陰陽論を展開し、温補治法を完成させた。一六四〇年没。

＊2【類経図翼】張介賓が『黄帝内経』を再編・注釈した書『類経』の付編で、図解方式で補ったもの。

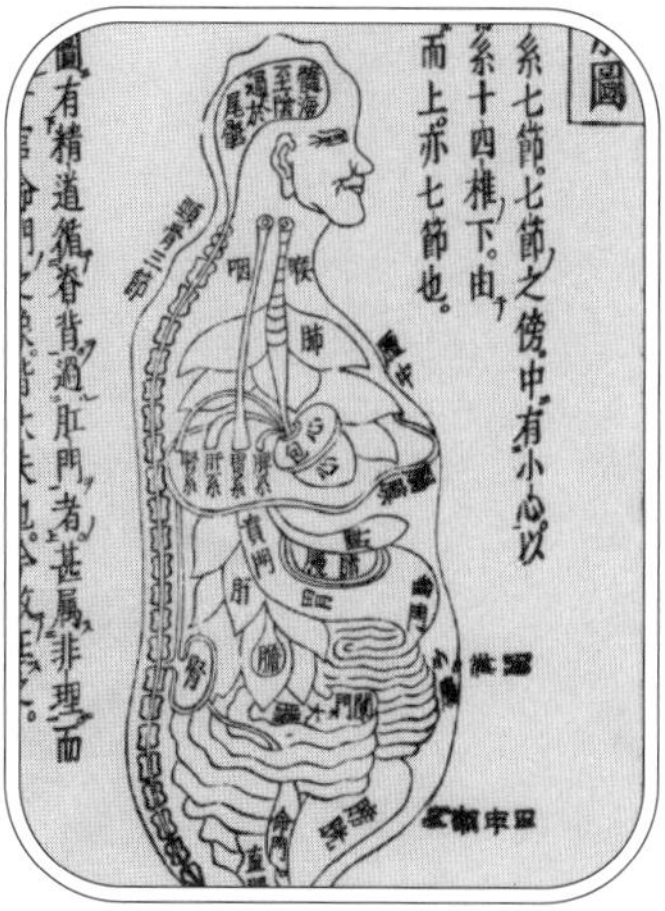

図1　張介賓『類経図翼』の解剖図

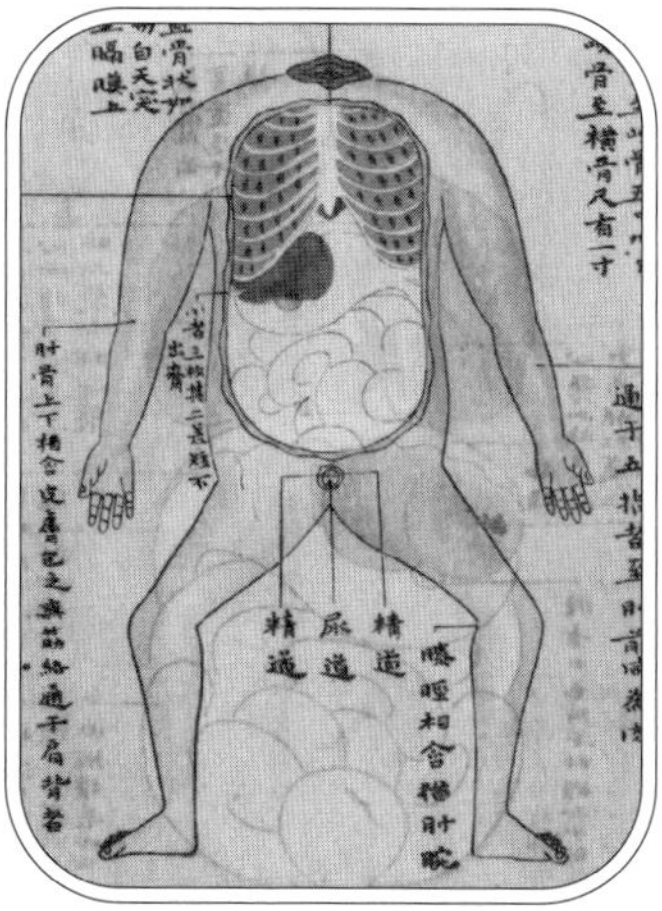

図2　山脇東洋『蔵志』の解剖図

の解剖図は、実際に解剖はしないで想像で描いてたんですか？

若林　いや、解剖はしてました。古典医学書に各臓器の寸法や重さが書かれているので。宗教的に遺体を毀損することに関して忌避が強かったので、そんなに頻繁には行われていなかったと思いますけど。それにしても、あれだけ精密な理論を組み立てているのに、内臓の絵を描かせるとどうしてこうなるの？って感じですよね。解剖の結果を理論につなげていこうという意識が感じられない。

　そもそも解剖学は完全にそっちのけというか、からだのなかのしくみというのをブラックボックスのまま扱うの

＊3【山脇東洋】江戸時代の医師。一七〇五年生まれ。古の聖人の医学を蘇らせようとする古医方の大家としても知られる。五臓六腑説を疑い、解剖に関心を抱く。一七六二年没。

＊4【蔵志】一七五九年に刊行された山脇東洋の書。一七五四年、斬刑に処せられた死体を官許を得て解剖した経験から書かれた。

が基本姿勢なんですよね。
ただ、このめちゃくちゃな解剖図については、私が学校で教わって「なるほど」と思った説があります。それは、生きているからだと死んでいるからだを違うものとして捉えていたんじゃないかという説。死んでるのを見たらこうだけど、生きてるのは違うかもしれないと考えていたんじゃないかって。

仲野　つまり、あの絵は生きてるときのことを想像して描いたと？

若林　そうです。人が死ぬときに、血液などと一緒に大事なもの、いわゆる生気のようなものが逃げ出てしまうと考えられていて、解剖する遺体からはもう生気が抜けちゃってるから、生きてるときとは違うものに変貌しているんだと捉えていたんです。だから、遺体を観察してもあまり意味がないと思っていて、それで解剖学が発展しなかったんじゃないかと。『存真環中図《そんしんかんちゅうず》』*5という解剖図はかなりリアルに描かれています。これは『欧希範五臓図《おうきはんごぞうず》』*6という五六名の罪人の処刑に際してつくられた解剖図の増補なんです。補正しようとしたのですから、解剖が重要であると考えた人たちもいたのですよ。でも、生きた人体とは違うと。

仲野　なるほど、それはありえるかな。解剖学といえば、多くの医学生にとって試練となるのが、人体解剖実習です。これを好きな人は少数派でしょうけれど、全員

＊5【存真環中図】一一一三年に北宋の医師・楊介により書かれたとされる。経脈を図示しているが、関連する臓腑も描かれている。原図は消失。

＊6【欧希範五臓図】北宋時代の解剖図。欧希範をはじめとする五六名が反逆者として処刑された際に描かれた。

必ずやらないといけない。しかし実際のところ、解剖実習が絶対に必要ではないのとちがうかという意見もあるんです。医師になってから大事なのは、ＣＴスキャンとかＭＲＩとか、輪切りの断面を見ることなんですよね。だから、３ＤとかＶＲを使っていろんな断面を理解させれば、教育としてはそれで十分かもしれない。だけど、やっぱり解剖実習ってある種のイニシエーションみたいなところがあるんです。医者になる覚悟を決める場というか。

若林　遺体ってやっぱり目の前にするとドキッとしますよね。私、小学生のときに曽祖母が亡くなったんですけど、遺体に近づけなかったことをいまでも覚えています。怖くて怖くて。

仲野　霊感はまったくなくて、「ここに霊魂がいる」とか言われても「なに言うとんねん」としか思わないんですけど、ご遺体は特別な感じがしました。あの感覚って、文化的に身につくものなんかなあ。それより本能的に備わっている感覚のような気がしますけど、どうなんでしょうね。

若林　あの感覚がこれだけ根強いことを考えると、古代中国以来たくさんの人が生体と死体をまったく別のものとして捉えていたとしても不思議ではないですね。

はじめに思想ありき

若林　東洋医学では、人間の生命活動は気《き》・血《けつ》・津液《しんえき》（水《すい》）の三つの要素から成り立っていると考えます。血は血液のようなもので、全身に栄養や活力を与えるもの。津液は血液以外の体液のようなものです。そして気は、非常に説明するのが難しいものですが、ひとまずは生命活動を営むうえでの根源的なエネルギーと考えるのがわかりやすいかもしれません。血や津液を動かしているのも気です。本来は東洋医学における気だけでなく、東洋思想・宗教における気、易と風水における気……とさまざまな意味合いがあるんですよ。詳しくは拙著『気のはなし』（ミシマ社）を読んでいただくのがよいと思います。

気を大きく分けると、持って生まれた先天性のものと、環境や食べ物から受け取る後天性のものがあります。先天性の気は生まれたときに量が決まっていて、後から補うことはできません。

そしてもうひとつ、からだの捉え方の基本となっているのが陰陽五行論です。陰陽はわかりますよね。もともとは日の当たるところと陰が太陽の動きで移り変わることから発生しています。五行は木火土金水《もくかどごんすい》の五つのエレメントに世界を分類するものです。安倍晴明が紋に使っている五芒星は、これを象徴しているマークですね。頂点に木火土金水を割り当てて、すべての要素が連関しているとする。これをベースにからだ全体がつながっている、と考えるんです。

この五行に対応するからだの部分が、よく言われる「五臓六腑」です。五臓は気・血・津液を生成・貯蔵し、六腑は食物を消化・排泄する機能をもっているとされています。木火土金水はそれぞれ五臓の肝《かん》・心《しん》・脾《ひ》・肺《はい》・腎《じん》に対応します〔図3〕。

仲野　昔は時代劇でお侍さんがお酒を飲みながら、「五臓六腑に染み渡る」ってよう言うてましたけど、最近はあんまり見たり聞いたりしませんね。六腑は何を指すんでしたっけ？

若林　六腑は胆嚢・小腸・胃・大腸・膀胱・三焦《さんしょう》。

仲野　……ん？　なんか知らんもんが最後に入っとるやん。

若林　三焦ですね（笑）。実は三焦は我々にとっても謎なんですよ。液体が流れていく血管以外の場所と捉えられています。「機能はあるけど形がない」と書かれています。

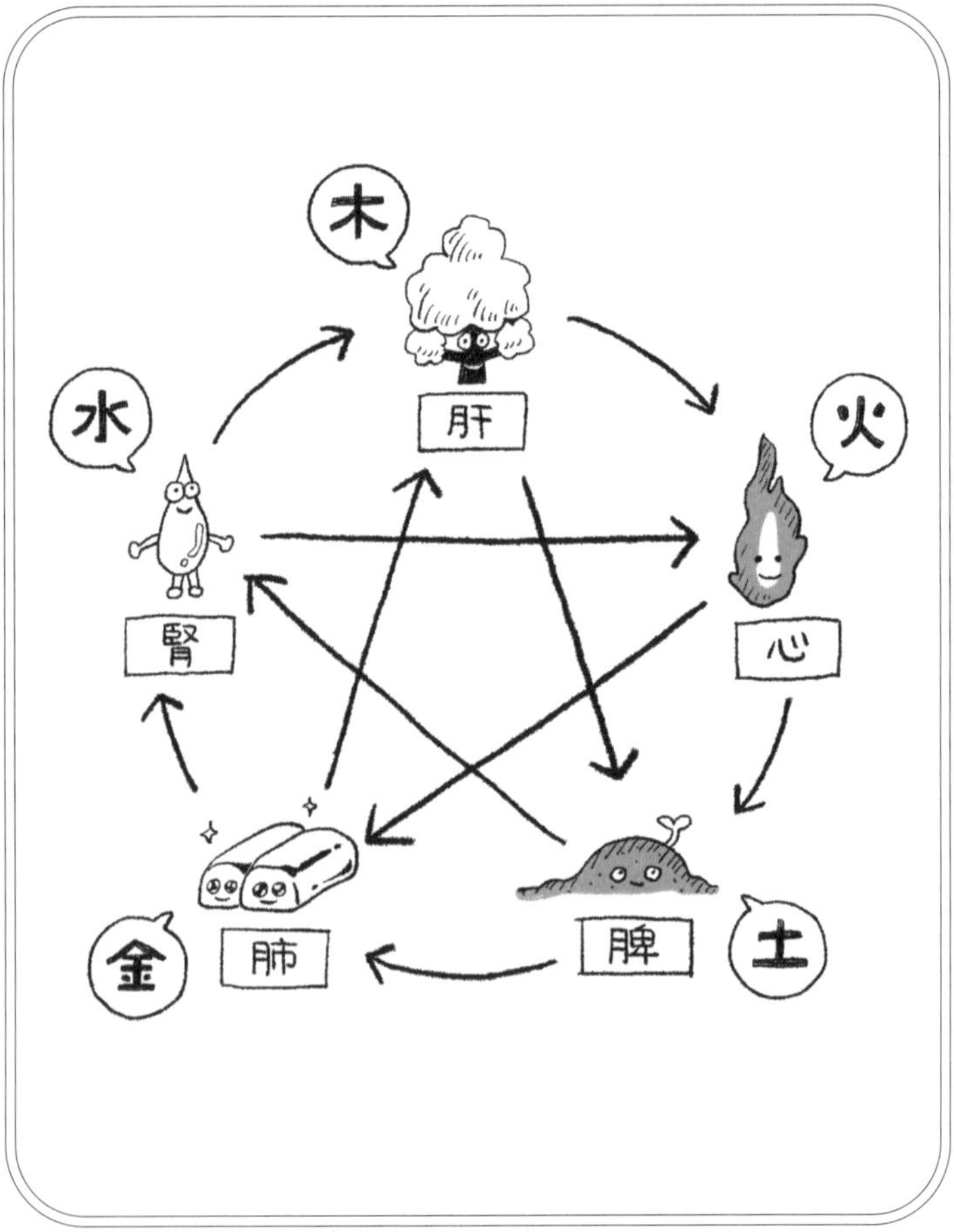

図3　五行と五臓

仲野　贔屓目に見たら、リンパ系みたいなものですか。

若林　そうですね。細胞外液が通っていくリンパ管とか、細胞と細胞の隙間のところを指すのが一般的になっています。

仲野　丹田よりは実体がありそうなんでちょっと安心しました（笑）。おそらく、むくみの症状から発想したんでしょうね。

若林　ただね、五行論はもともと、からだに対する考え方ではなかったんです。元々は諸子百家*7のなかに五行家と陰陽家というふたつの学派があって、後世になってから陰陽と木火土金水が自然の要素であるという五行説を結びつけた。そして、それを医家が人体に当てはめた。東洋医学にとっては、エポックメイキングな話だったんですよ。

仲野　からだに理屈を合わせるんじゃなくて、理屈にからだを合わせた。

若林　一部がそうです。だから嚙み合ってないところも多々ある。

大元になっている五行の考え方は、中国最古の経典『書経《しょきょう》』*8のなかの「洪範《こうはん》」の章に記載されています。これは天の神様の徳を授けられた人間が次の王になるという、いわば王朝の移り変わりを説明したものです。このとき授けられる「徳」というのが、火の徳、水の徳といった「五行の徳」であるとした。王権神授説という

＊7【諸子百家】中国・春秋戦国時代の思想家たちの総称。儒家、道家、兵家、陰陽家など。

＊8【書経】儒学の重要な経典、五経のひとつ。時代により『書』または『尚書』ともいう。古代の政治における君臣の言行がまとめられている。堯・舜から秦の穆公（ぼくこう）に至る記録まで収められている。

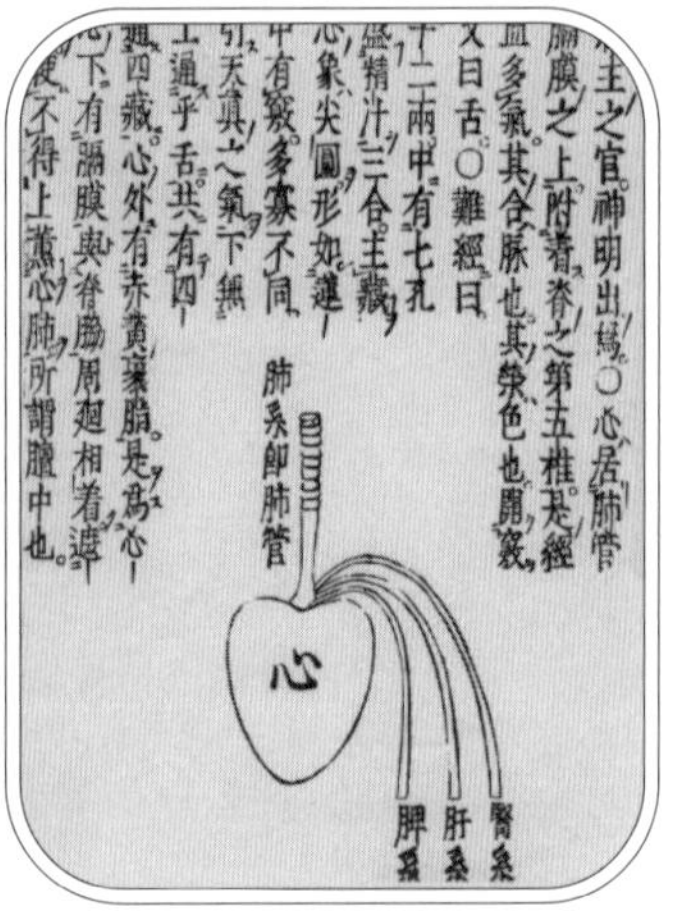

図4　心臓本体（『類形図翼』より）

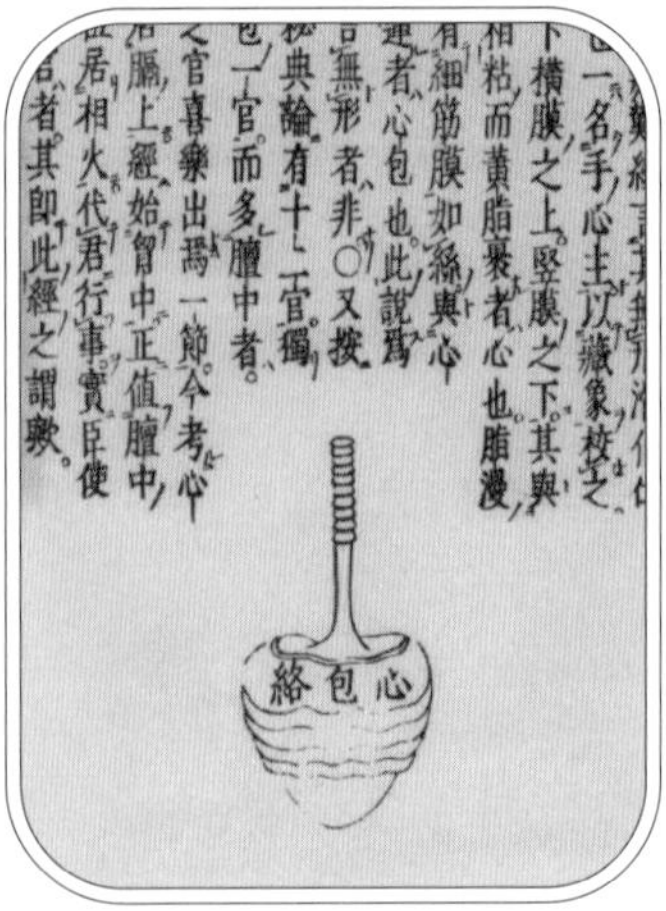

図5　心包（『類形図翼』より）

のが世界各地にあると思うのですが、要はそれを五行で説明しようとしたんですね。そして、なぜかそれを人体にもあてはめた。前にもお話しした天人合一思想に基づいているのでしょう。結果、五行に配分される五臓の考え方が生まれて、それらの相関関係も立ち上がってきたわけです。

仲野　それは……どう考えても相当な無理筋ですよね。

若林　私もはじめて教わったとき、衝撃でした！　五臓が、六でも七でも八でもないのは五行のせいです。

　でもこれも変化していて、はじめは五臓五腑だったのが、なぜか五臓六腑に増えたんですよね。さらに、いまは六臓六腑として捉えていますね。だから経絡も、それぞれに対応する形で一二あります。[*9]

仲野　なぜ五臓から六臓に？

若林　心臓を、心臓本体と心外膜などの外側部分と、ふたつに分けたんです。一応腑分けした解剖図〔図4・5〕も残っています。東洋医学の古典を大事にする先生方は、いま私が説明したような解剖学的な分け方には嫌な顔をされますけどね。

仲野　ということは、解剖学的な見地から増やしたということ？

若林　それもありますが、五行説のあとに、相火学説というのが出てきたんですよ。これはからだのなかの熱をつくっている場所を「命門《めいもん》」と「君火《くんか》」「相火《そうか》」の三つに分けるという説です。心臓と腎臓に命の火があると考えられているのですが、君火が心臓本体、相火を担当するのが心臓の膜であるとして、心包《しんぽう》という考え方が生まれた。

仲野　むしろ思想にあわせたんか。侮れませんね。

***9【一二の経絡】**肺、大腸、胃、脾、心、心包、小腸、膀胱、腎、三焦、胆、肝の一二ある。

五臓は内臓とちょっとずれてる

若林　実は、五臓は物理的な臓器にぴったり当てはまるわけではないんですよね。たとえば、腎の働きのなかには生殖が入っています。でも、副腎がつくるホルモンは生殖に関係するホルモンではない。だから、腎は必ずしも物理的なものではなくて、腎臓の周辺を指しているものと考えますね。

仲野　そうなんや。てっきり臓器の名前なんだと思ってました。

若林　呼吸を司るのも腎だと言われています。

仲野　腎が呼吸？　堪忍してください。

若林　もちろん、大気から「気」をからだのなかに取り込むのは肺とされているんですけどね。私も不思議に思って、なんで腎が呼吸を司ることになっているのか考えてみたんですよ。呼吸をすると背中の肋骨のところも膨らむように動くじゃないですか。腎臓はそのふくらむあたりにあるから、腎と呼吸のつながりを見出したんじゃないかと。東洋医学では、腎はかなり大事だと言われている要素ですね。

ちなみに、丹田も呼吸と関係しているのですが、このふたつは別のルートから来ているんです。丹田は神仙道の考え方で、腎で呼吸して取り入れた気を送り込み、練り上げる場所として考えられています。

臓器に対応していないのは、「脾」も同じです。脾は消化に関わると言われていますす。一見「脾臓」のことだと思われますが、脾臓は胃の裏側あたりにあって、赤血球を壊したり抗体をつくったりする臓器なので消化には関係ない。

なぜかなと考えてみたところ、当時の解剖図『類形図翼』で膵臓を脾臓だと言ってるのを見つけました。つまり消化という機能から考えても、「脾」はおそらく膵臓を指している。先ほどもお話ししたように、解剖したご遺体がフレッシュじゃなかったから、膵臓と脾臓が混同されてしまったのではないかと推測しました。

仲野　なるほど。現代の私たちは子どもの頃から西洋式の解剖図を習って知っているから、「腎」とか「肝」とか言われたら臓器を思い浮かべてしまう。科学に当てはまるような形で解釈するけど、五行でいうそれとは違っているということですね。

若林　ですから、物理的な内臓を指す場合は、「脾臓」「肝臓」「膵臓」と「臓」をつけますね。それに対して、東洋医学的な五行に則って説明する場合は「臓」をつけない場合があります。私もわかりにくくなるときは、使い分けています。

消化器が王様だった

仲野　五臓同士がつながっているという考え方は、最初からあったんですか？

若林　いえ、これも途中から変わってきました。というのも、五行がすべて循環していくという考え方自体が最初からあったわけではないので……。最初は消化器が王様だったんです。中央に土のエレメントである消化器（脾）を据えて、心、肺、腎などそのほかの臓と繋がっていると考えられていた〔図6〕。

　なぜ消化器が大事だったのかというと、これは推測ですけど、農耕的な考え方があったのではないかと思うんです。土があり、そこから作物が育っていくというイメージ。五行自体が王朝の移り変わりを説明するのに出てきた思想ですから、土にはそうした繁栄の基盤としてのイメージがあった、とも考えられます。

仲野　一貫してるのは、からだのことを考えずに決めてしまってるところですね。

若林　病気や老化で、食べられなくなれば死ぬという現象もこの考えの根底にあります。私もね、どうして五行が臨床上もある程度うまく機能してるんだろうとき

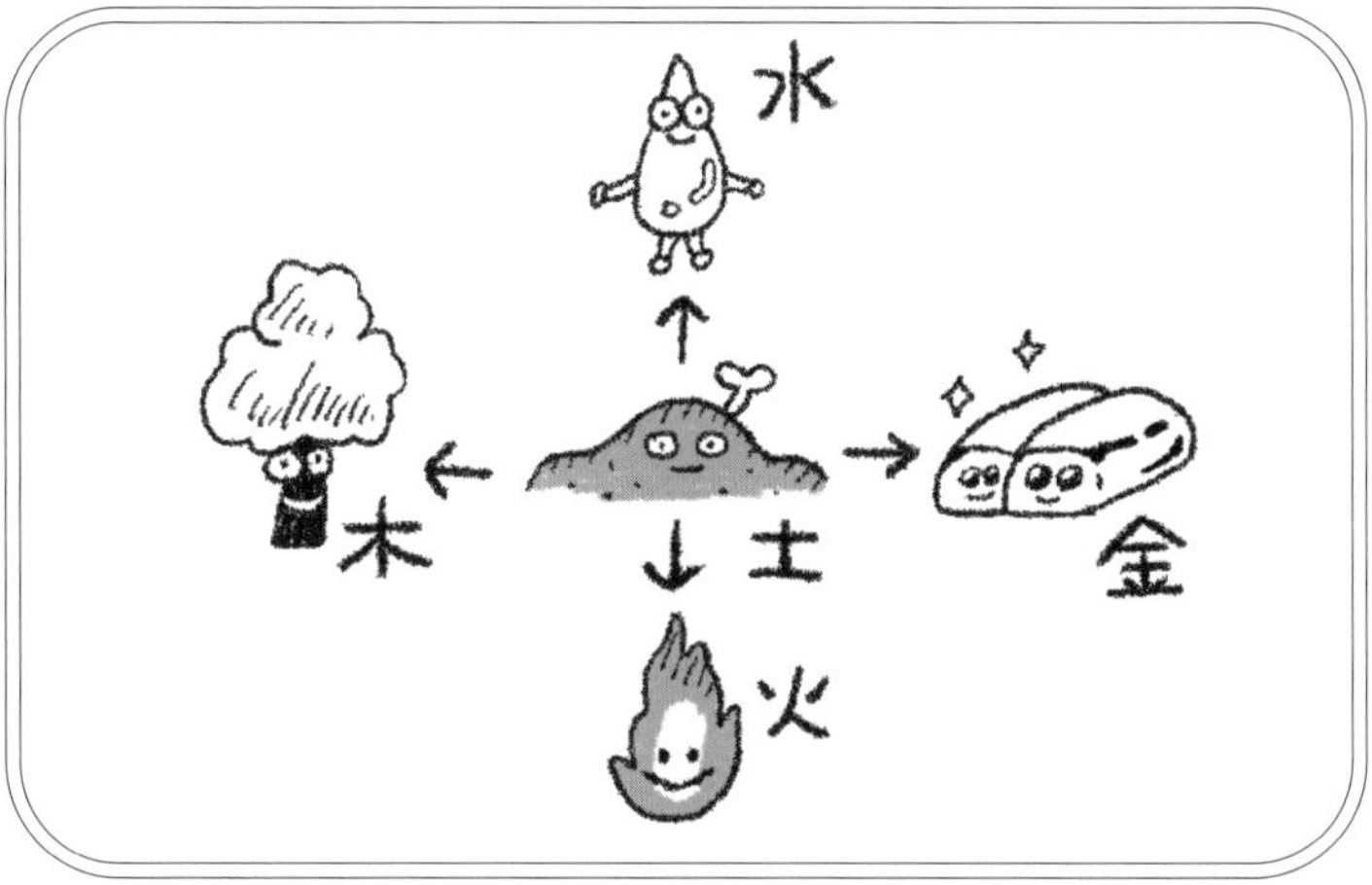

図6　消化器が中心

ど き不思議に思うんです。

仲野　五行は鍼灸や漢方薬の配合にも影響を与えてるんですか。

若林　はい、鍼灸で使う経絡を説明するときも、基本五行がベースになっています。とはいえ、完全にすり合わせすることは不可能です。なのでさまざまな解釈がなされます。

息子が受験のときに「神頼みしとく？」と聞いたら、「やれることはやっとこうかな」と言ったんです。これって、本当に神様を信じてるわけではないんだけど、でも祈っておいて損はない、みたいなことじゃないですか。私にとって五行は、これと似たようなところに置いている思想です。効くときはすごく効くし理にかなってたりもするけれど、まあ迷信かなあと思いもしつつ。でも、押さえておかないと気持ち悪い……みたいな。とても微妙な感覚ですね。

仲野　五行の法則で効くわけじゃないことはわかってるけど、まぁしゃぁない、負けといたろか……みたいなとこですかねぇ。

ツボの位置は人によって違う

仲野　とはいえ、いまは鍼灸の学校でも西洋医学の医学生と同じ解剖学も学ぶわけでしょ。どう折り合いつけているんです?

若林　鍼灸の学校で解剖学を教わるときには、経穴《けいけつ》、いわゆる「ツボ」がどの神経の支配領域にあるかとか、どの筋肉上に発生しているか、というふうに教わります。経穴や経絡というのが実体のないものであるということを前提として、神経や筋肉の支配領域と重ね合わせて覚えていくんです。前脛骨筋の何寸のところにこの経穴があります、というように。

仲野　経穴とか経絡っていうのが、またよくわからんのですよね。解剖学的には、そんなもんあらへんし。

若林　私たちは、体内で流れるものを気・血・津液の三つに分類しますが、このうちの気が通るルートが経絡です。経穴はそのルート上にあるもので、開いたり閉じたりして外界と交通し、気が出入りしたり、気が集まったりすると考えられているポイントなのです〔図7〕。

仲野　わからん……。その経絡と経穴はどういうふうに見つけられてきたんです？

若林　経絡は経穴の集積というふうに思われていたりもするんですが、最初は経穴という考え方はなくて、経絡が先に設定されたんです。経絡の発見についてはよくわかっていない部分が多いんだけど、体表面から押さえたときに気持ちよかったり、ズーンと響く感覚があったりするところをつなげてラインとして捉えていったんだろうと言われています。デルマトーム〔図8〕と一致しているところが多いことも、この説を裏付けています。デルマトームというのは、皮膚分節や皮膚感覚帯とも呼ばれていて、脊髄から出る神経根ごとの皮膚表面の感覚（触覚、痛覚、温度覚）の領域を表したものです。

仲野　念押しになりますが、経絡は、血管とか神経みたいに実体があるものではないですよね？

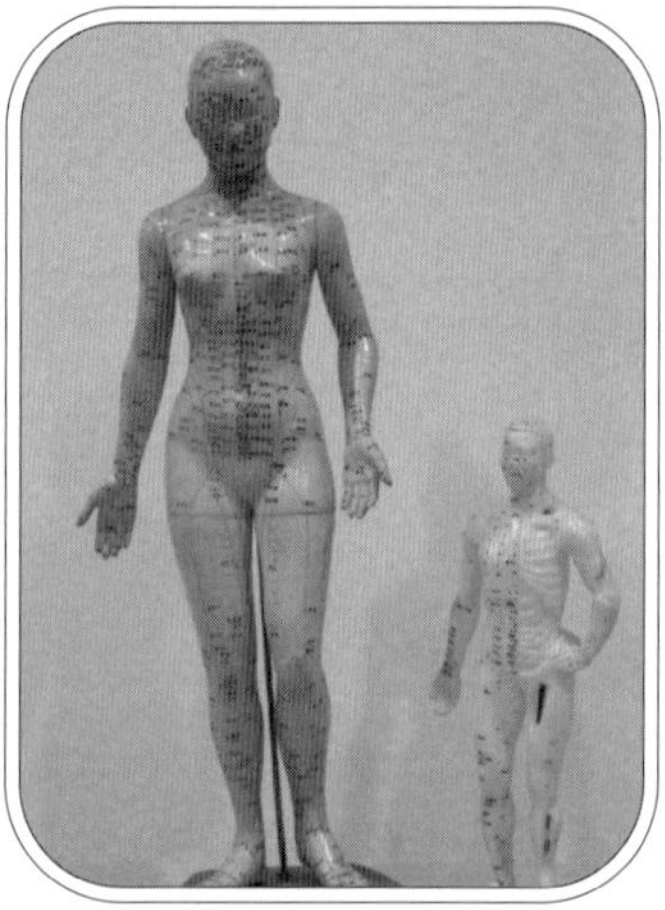

図7　現在の経絡・経穴(経穴人形)

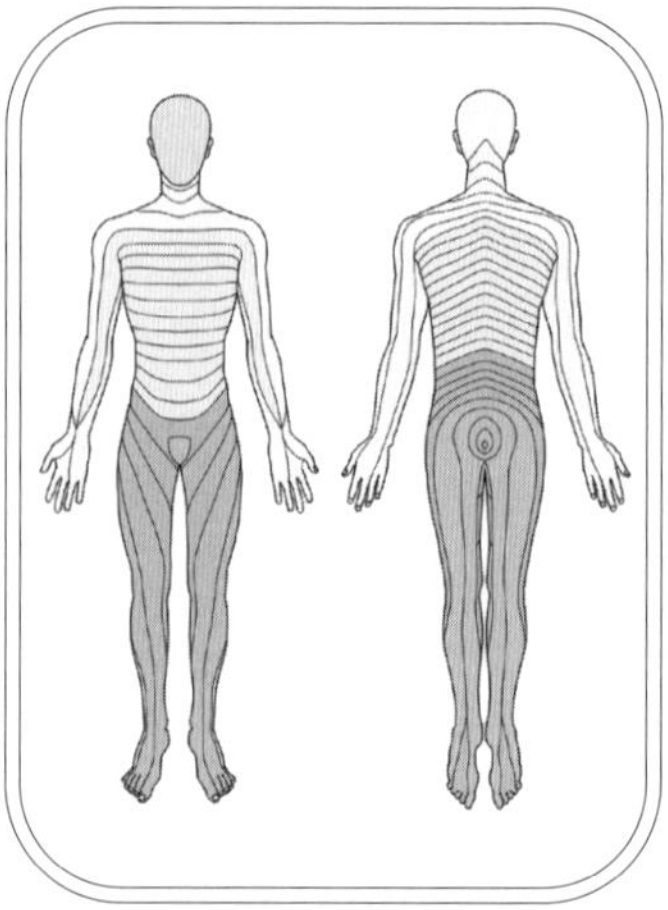

図8　デルマトーム

若林　そうですね、実体としてはないです。重要な神経や血管の通っている位置と重なることも多いんですけど、完全に一致しているわけではありません。現在、これについて筋膜などの膜状の組織（ファッシア）が関わっているのではないかという説がありますが、研究途上です。

経絡を解剖学の観点から捉えなおした面白い論文がありますよ。冒頭の解剖図の話とも通じますが、この論文では、経絡が発見された当時の解剖の条件を考えると、遺体を新鮮なまま使うことができず、半分腐ったような状態だったから、神経や血管や腱がつながって見えてしまったんじゃないかと言っています。それで、想定されていたラインと、解剖したときに見えたラインを一致させてしまったのではないかと。

仲野　たしかに、神経と血管はかなり並走してますから、分けて考えるのは難しかったかもしれません。

若林　そうなんですよ。そう言われてみると、経絡の形も納得感がある。当時の解剖の状況を加味するっていうのは、面白い着眼点ですよね。

仲野　でも、解剖で見えたラインが一旦記録されたとしても、腐敗の度合いが違うはずやから毎回同じとは限らないでしょう。なんで最終的にひとつの経絡のパターンに収斂《しゅうれん》していったんでしょうね。

若林　やっぱりそこは思想が先行しているからでしょうね。解剖の結果よりも、こうなってるはずというイメージが優先されたんだろうと想像します。

仲野　あと、体型や体格はバラエティーがありますから、経絡や経穴の位置もそれぞれの人で違ってるんじゃないですか？　実際の治療ではどうするんです？

若林　「部位ごとに決められた寸法」を当てはめて、それを等分割して経穴の位置を割り出す骨度法と、自分のからだを使って測れる同身寸法がつくられていきました。たとえば、手首から肘を一尺というふうに考えて、それを基準にしてツボをとる。

仲野　でも、平均より手の長い人とかもいてますよね。

若林　絶対いますよね（笑）。だから最後は触って反応があるところに処置しなさいと言われています。「経絡の何寸のところ」というのは、住所表示が途中までしかないようなものだと私はよく言っています。何号室かは手で触って確かめないといけない。

仲野　厳密な位置ではないわけや。面白いけど、難しそう。

見えないものが見える人

仲野　いまの西洋医学は解剖学に立脚してるから、「見えないものは存在しない」というのが基本原則なんですよね。

でも、顕微鏡で見えないから存在しないかというと、まったくそうとは言えないという話もあるんです。細胞のなかにゴルジ体〔図9〕という小器官があるんです。すごく簡単に言うと、細胞のなかでつくられたタンパク質を加工して細胞外に出す

＊10【カミッロ・ゴルジ】
イタリアの病理学者。一八四三年生まれ。神経組

という働きをします。イタリアの病理学者カミッロ・ゴルジ[*10]という人が見つけたんで、その名前がついている。銀をつかって神経を染める実験を行なっていたときに見つけたそうです。

これ、最初のうちは、そんなもんないんとちゃうかと言われていた。ゴルジの時代は光学顕微鏡しかなかったんですが、それではちゃんと見えへんのです。だから、標本作成時に染められた人工的なものではないかと言われていた。でも、ゴルジにはちゃんと見えたらしい。そのあとになって電子顕微鏡が発明され、ゴルジ体の存在が立証されたんです。

もうひとつ有名なのがシナプス[*11]です。神経解剖学者のサンティアゴ・ラモン・イ・カハール[*12]という人があると言ったんです。

若林　見えんの!?

仲野　見えたらしい。当時の顕微鏡では、まぁ見えないけど、見える人がなんかおるんで

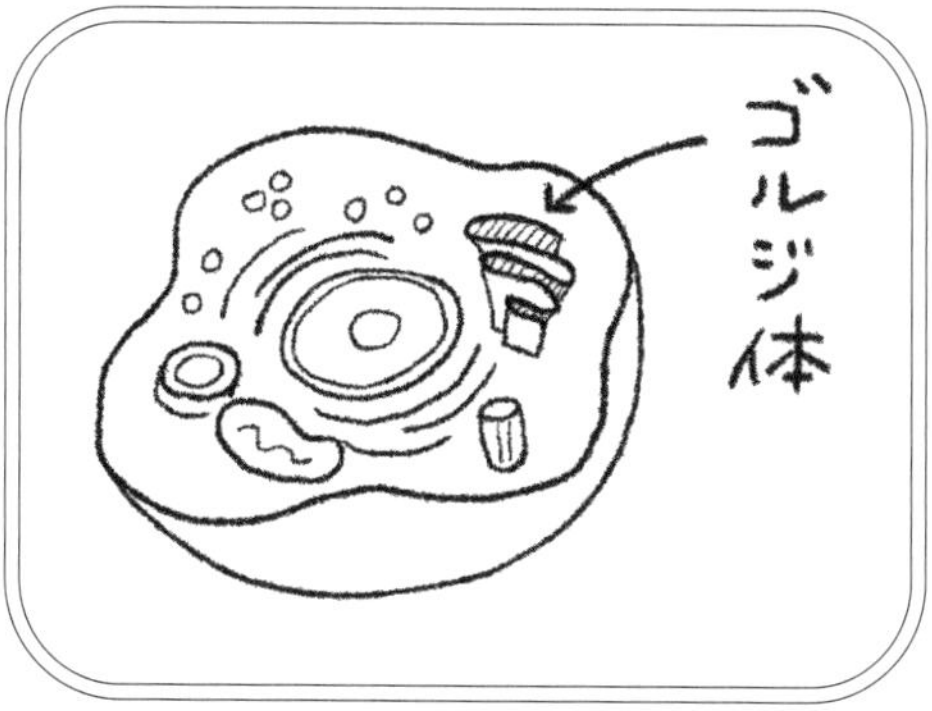

図9　ゴルジ体

織の微細構造を明らかにした業績により一九〇六年ノーベル生理学・医学賞を受賞する。一九二六年没。

＊11【シナプス】 神経活動に関する接触部分とその構造。神経細胞間の信号を伝達する。

＊12【サンティアゴ・ラモン・イ・カハール】 スペインの神経解剖学者。一八五二年生まれ。軍医としてマラリアや結核予防に従事したこともある。神経は互いに接触している独立した細胞から成るというニューロン学説など、神経系の組織学研究で業績を残す。一九〇六年ゴルジと共にノーベル生理学・医学賞受賞。一九三四年没。

しょうね。

若林　なんでしょう、心眼か何かが開いてるんですかね。

仲野　それこそ思想、というより思考かな、の影響かもしれません。あと、野口英世[*13]にもこんなエピソードがあります。いまはあまり知られていませんが、梅毒のスピロヘータが、当時、進行麻痺と呼ばれていた精神疾患を引き起こすことを見つけた論文が、野口英世最大の功績なんです。論文の内容はごく単純で、進行麻痺の患者さん何十人かの脳を顕微鏡で調べたら、スピロヘータが見えましたというだけ。でも、当時の技術だとスピロヘータを見つけるのはなかなか難しかったと思います。きれいな写真が論文に載ってますから間違いないけど、よほどの眼力と根気が必要だったはずです。

ただ、さらに驚くのは、野口は細菌の鞭毛に中軸フィラメント[*14]があると結論づけています。これは絶対に電子顕微鏡でしか見えないはずなんやけど。

若林　なんで？？

仲野　偶然かもしれないけど、わかりません。だからときどき見える人がいるのではないかと思ってしまいます。というか、思いたい。アインシュタインが「鏡に自分の顔を映しながら光速で移動したら、自分の顔は見えなくなるんとちゃうか」と

＊13【野口英世】医師、細菌学者。一八七六年生まれ。アメリカロックフェラー医学研究所を拠点に梅毒スピロヘータの研究を進める。黄熱病の病原菌発見のため、中南米、アフリカに赴いたが、自身も感染。一九二八年に死去した。

＊14【中軸フィラメント】梅毒スピロヘータの運動に必要な微細構造。光学顕微鏡では観察がうまくできず、野口が図を示さなかったこともあり、否定的な意見が多かった。しかし、およそ四〇年後になって電子顕微鏡による研究で存在が確認された。

考えて相対性理論を導いたと言われるのと一緒で、ごく稀に特殊な人がおるんとちゃいますかね。それと同じように考えると、経絡も経穴も見えないから絶対に存在しないと完全には言い切れないのかも。あんまり科学的じゃないけど……。

血液が消えてなくなる？

仲野　西洋医学のほうのからだの捉え方についてもう少しお話ししておきましょう。医学部で学ぶ順序で言うと、まず解剖学と生理学、生化学。その後、僕が教えていた病理学や薬理学に入っていきます。

いまでは、血液が体内を循環しているっていうことを誰でも知ってますけど、昔はわかってなかったんです。心臓がポンプの役割をしているというところまでは早くからわかっていたんですが、送り出された血液は末梢で使われて消えると考えられていた。

若林　それ、実は東洋医学でも同じなんですよ。中央から送り出して末梢で使って消えていく。

仲野　あんなに大量にある血液が消えていくなんて、マジックじゃあるまいし。いまからすると、どう考えてもおかしいって思いますけど、当時はみんな疑うことなく信じていた。天動説みたいなものですね。毛細血管が肉眼では見えなかったから、わからなかったんでしょうけれど。

若林　東洋医学では、いまは気・血・津液が体内を巡っているというモデルを用いていますが、最初の頃は巡っているという考え方はありませんでした。気と血は同時に動いていくというふうに考えられていて、どちらも末梢で使い切ると思われていた。中国に馬王堆漢墓《まおうたいかんぼ》っていう漢の時代（紀元前二世紀頃）にできたお墓があるんですが、そこから出てきた『馬王堆帛書《はくしょ》』*15という書物の記述では経絡の末端がつながっていない。つまり巡っていないんですよ。その後、一〇〇年くらい時代が飛んで、『黄帝内経』では循環説っぽい話が見られるようになります。

仲野　紀元前に循環説が出てきているんですか。ずいぶん早いですね。西洋医学では、ウイリアム・ハーヴィー*16がはじめて血液の循環説を唱えたんですが、それは一七世紀のことです。

若林　でも東洋医学で循環説が出てきたのは、解剖学的なところからではなくて、思想からなんです。これも天人合一思想が関係していて、そこから、人の気・血も

＊15【馬王堆帛書】一九七三年に馬王堆の発掘調査で出土した絹に書かれた古文献。戦国時代から前漢初期までの政治・宗教・芸術・科学など内容豊かで、そのなかに医学書も含まれている。

＊16【ウイリアム・ハーヴィー】イギリスの医者。一五七八年生まれ。医師として勤務したのち、王立医科大学、オックスフォード大学の教授となり解剖学・生理学を教えた。血液が体内を循環することを観察と実験で証明した。一六五七年没。

天体の運行と同じようにぐるぐる巡ってるはずだという発想が出てきたみたいなんです。

仲野　それがたまたま当たってただけやったんや（笑）。

若林　そうそう（笑）。東洋医学って、そういうの多いんですよね。目に見えない風邪《ふうじゃ》がからだに入り込んでくると病気になるっていう考え方も、ウイルスとか細菌と一致していたり。そうやっていろんなことを言い当てちゃっていたから、顕微鏡を発明したりする必要がなかったのかもしれませんね。自分たちで思いついたモデルを使ってて不具合が起きなかったから。

西洋医学のトレンド、多臓器連関

仲野　東洋医学と対照的に西洋医学は細部へと向かっていて、からだ全体の連関を見失いがちだったのですが、最近「多臓器連関」というのがトレンドになってます。肝臓とか心臓とかいうさまざまな臓器は単独で機能しているのではなくて、複数の臓器が機能的に密接に連関しているという考え方。

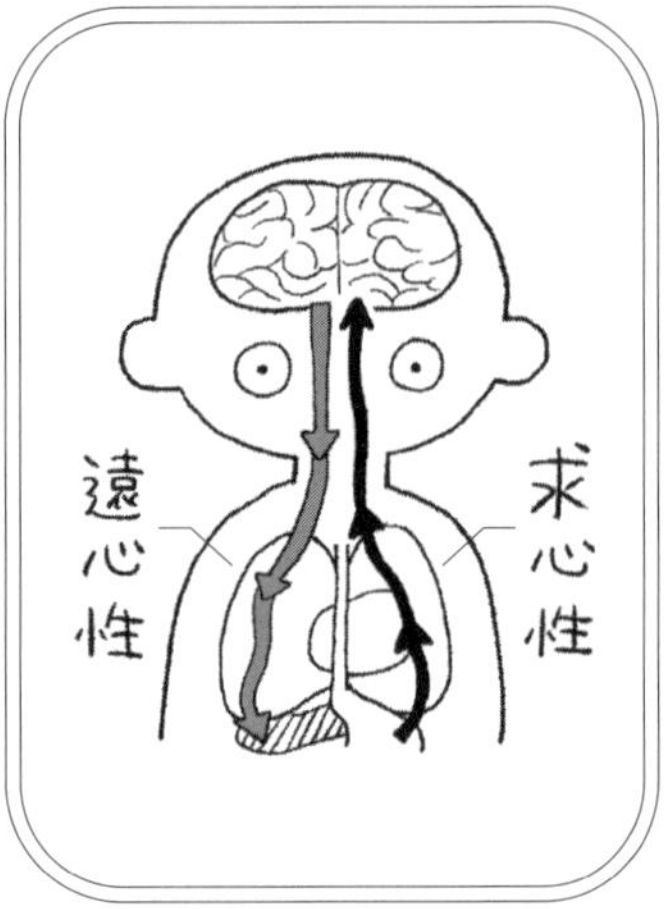

図10　遠心性と求心性

どのように連関しているかというと、主に神経系[*17]と内分泌系[*18]が関わっています。大昔から神経・内分泌・免疫系[*19]の三つは密接に関係があると考えられてましたから、最近になって出てきた考えではありません。でも、実態があまりわかってなかったんですよ。それらがどう相互に関連してるのかわかってきたのは、せいぜいこの一〇年から二〇年くらいなものです。

甲状腺、副腎、膵臓のランゲルハンス島などの内分泌系はホルモンを出すのに特化した臓器ですけど、そうではない臓器もホルモンのような働きをする物質を分泌していることがわかってきた。たとえば、心臓。最初に見つかったのはＡＮＰ（心房性ナトリウム利尿ペプチド）で、腎臓に働いて水・ナトリウムを排出させて体液バランスを調節する、あるいは、血管の拡張を引き起こして血圧を低下させます。ポンプ機能だけと考えられていた心臓が内分泌物質をつくるという事実は大きな驚きをもって迎えられました。こういった物質は分泌量が少なかったりするから、な

＊17【神経系】中枢神経と末梢神経からなる。中枢神経は脳と脊髄からなり、末梢神経から受け取った情報を処理し司令を発する。末梢神経は中枢神経からの信号を伝えるだけでなく、感覚器官などから情報を受け取り、それを中枢神経に伝えている。神経系によって体温、血圧、内臓の機能などが調整される。

＊18【内分泌系】ホルモンを生成・分泌することで、からだのさまざまな機能の調節や制御を行う腺や器官。

＊19【免疫系】細胞、組織、器官が統合して、細菌やウイルスなど異物や危険な侵入物からからだを守る

かなか見つけにくかったのですが、タンパク質の解析技術や、遺伝子クローニング[*20]といった分子生物学の研究が進んだことで、かなりの数の物質が発見され、それぞれの機能がわかってきています。

神経系が関わっていることも間違いありません。神経には、脳からの刺激が中枢神経から末梢神経に伝わる「遠心性」と、末梢の刺激が中枢に伝わる「求心性」の二種があります〔図10〕。ご存じの自律神経は、脳から内臓へ信号を送る、つまり「遠心性」だと考えられてきましたけれど、内臓から脳に伝わる「求心性」の働きも大事だとわかってきています。さらに、神経と免疫系のつながりも解明されつつあります。

あと、意外かもしれませんが、心臓だけでなく、腸や筋肉からも内分泌物質が出ていることがわかってきた。筋トレするといいと言われるのは、単に筋肉をつけるためだけじゃなくて、動かすとマイオカインという生理活性物質が出て、全身によい影響を与えるからなんです。生活習慣病の予防や長寿に関係するのは、そのおかげです。でも、健康推進のための厚生労働省のガイドラインは、最近まで筋トレを推奨していなかったんですよ。

若林 二〇二三年一一月の版[*21]で筋トレが増えてましたね。

***20【遺伝子クローニング】** 目的遺伝子のコピーを大量に増幅するための技術。システム。

***21【健康づくりのための身体活動・運動ガイド2023】** https://www.mhlw.go.jp/content/10904750/001171393.pdf

仲野　そうなんです。やりすぎると逆によくないみたいですけどね。そもそも運動はやりすぎるとからだに悪いから。毎日ヘビーな筋トレする必要はなくて、週に数回でいい。

若林　自分もトレーニングしていてわかるんですが、思ってるよりも軽い負荷をかけてあげてもからだの状況は変わるんですよね。だから患者さんにも五分でいいから走って、と言ってます。末梢まで血液が流れるように運動するだけで、自律神経系が変わりますから。スクワットや自重のトレーニングがきついという人は、四つん這いになって歩くだけでもいいです。本当は逆立ちしてほしいけど、下手すると頭から落ちて死んじゃうので。

仲野　平均値を取ったら、運動は寿命を縮めるような気がするなあ（笑）。

このように、多臓器連関についていてわかってきてるのですが、まだまだ未知のことも多いです。分泌された物質ひとつひとつの機能がわかったとしても、全体がどう統御されて機能し合っているかはなかなか解明できないんじゃないかと思います。

理由のひとつは、人間には個体差があるからです。実験というのは、よいデータをとるために特殊なことだけを際立たせるようなところがあります。そうしたら、きれいなデータが出ますから。データの偏りをなくすために「純系」と呼ばれる遺伝的にまったく同じマウスで実験することがほとんどです。そういった研究ではきれいなデータが出たけれど、人でやったらようわからんかったということはけっこうあります。

東洋医学は曖昧とちゃうんかと言いながら、科学でなんでもかんでも解明できるかといえば、それは楽観的すぎるでしょう。また、後でお話しするように、どうして効くかわからずに使われてたお薬が、研究が進んでようやく効く理由がわかった、という例はいくつもあります。なので、個人的には、東洋医学がどうして効くかを、近代医学の手法を用いて明らかにしてもらえたら嬉しいところです。

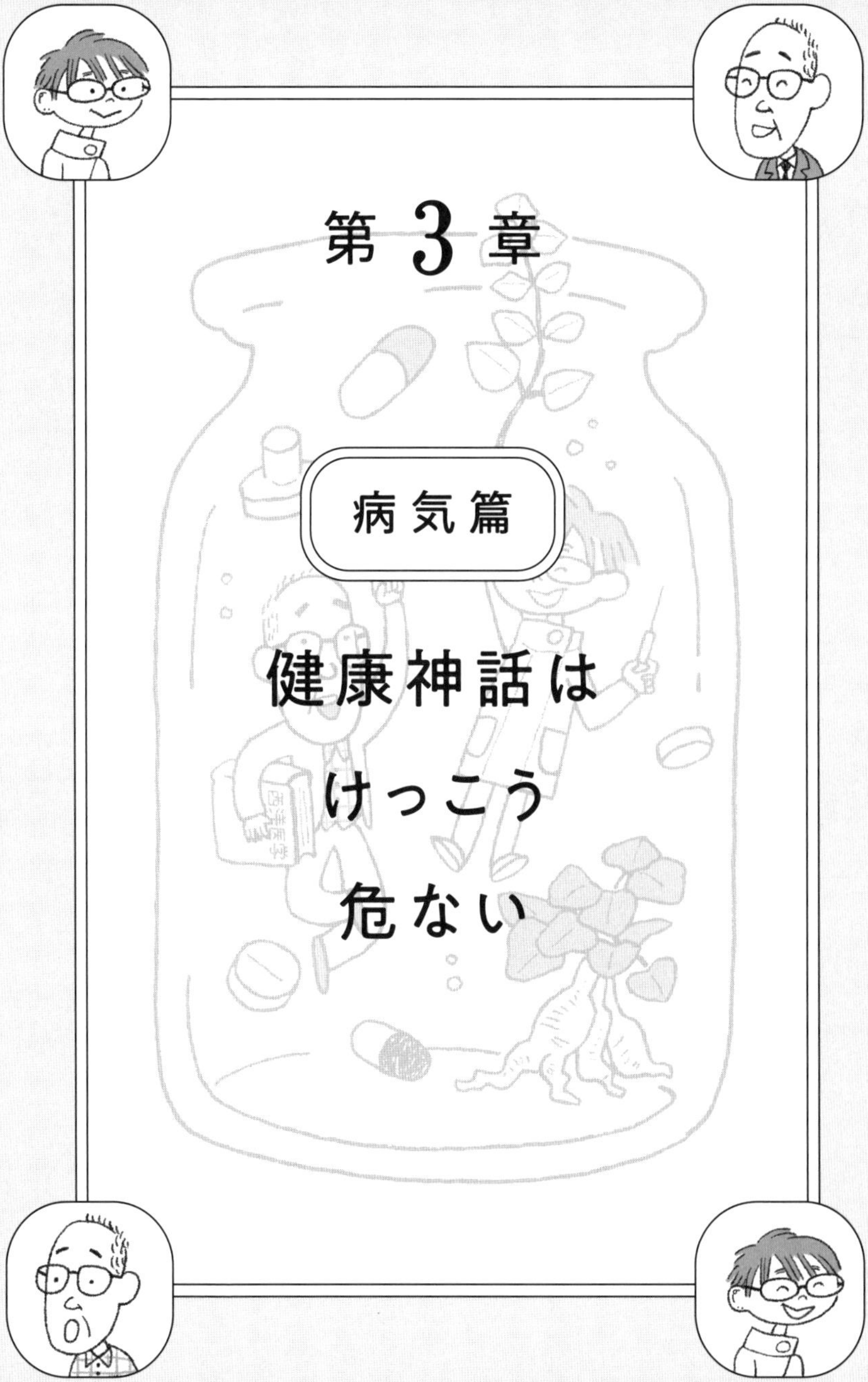

第3章

病気篇

健康神話はけっこう危ない

病気の分類

仲野　前の章で、からだについて考えてきましたから、次は「病《やまい》」について考えてみましょう。

まず病気とはなにかを定義してみようと思うのですが、これが意外と難しい。

広辞苑【第7版】にはどう書いてあるかというと、「生物の全身または一部分に生理状態の異常を来し、正常の機能が営めず、また諸種の苦痛を訴える現象」とあります。これでは全然カバーしきれてない。正常の機能を営んでいる状態だけれども病気だという場合はいくらでもあります。高血圧や初期がんは苦痛もないし、正常な機能も侵されない、ということだけでも明らかでしょう。でも、これを病気ではないなどと言う人はいないはずです。なので、これは非常に偏狭な定義と言わざるをえません。

一方、Wikipediaの説明はなかなか面白いんです。病というのは、人や動物の心や体に不調また不都合が生じた状態のこと。ウイルスとかなんとかなんとか……、というのがまずあるんですが、そのあとには病気の定義は難しいということがツラツラ述べられているんです。社会的な影響がありますよ、とか、単に症状だけで決めることはできませんよ、とか。

結局のところ、自分としていちばん納得しやすいのは、「医者が病気と認定したら病気」ではないかという気がします。医者目線すぎるので、誰もに受け入れられる定義とは思いませんけど。

若林　分類するとしたら、どうですか？

仲野　分類の仕方によりますが、病理学ではざっくりと七つくらいに分けることができるかな。まず、わかりやすいのは感染症。細菌やウイルスによる病気ですね。ふたつめは腫瘍、がんとか肉腫です。三つめは免疫・炎症性疾患。細菌やウイルスに感染したときも免疫反応や炎症が起きますけど、たとえば潰瘍性大腸炎みたいに、感染していなくても起こる炎症性疾患があります。四つめは、変性疾患。アルツハイマー病なんかが典型で、細胞に何かが溜まったりして起きる病気のこと。それから、糖尿病や肥満のような代謝・栄養系の病気とか、心臓・血管系の疾患。あとは外傷とか毒物による中毒などです。

でも、そもそも正常と異常の区別すら非常に難しい。血圧なんか、どんどん正常値が下げられていってますからね。医者が病気をつくってるとまでは言いませんけど、医者が正常値を決めているところはある。誰が見ても病気だとわかるものもありますけど、病気を定義するのは案外難しいということです。だから、医者が病気といえば病気、というような、ちょっとイヤらしい定義を採用したくなってしまうんです。

若林　解明されていなかった時代には、たとえば糖尿病も、やたらに大量に水分が飲みたくなって急激に痩せ始めたところで病気と診断されました。でも、もうそこまで行ったら重度の糖尿病で、当時は治療不可能だった。

『三国志』に出てくる華佗が治療してた曹操は、極端な頭痛をもってたんです。あれは高血圧のことじゃないかと推測しているんですが。昔から高血圧はあったけど、軽いときには気づかれなくて、こうやって症状が発生したときに病気だと認識されて治療を受けたんですよね。重い高血圧の場合は恒常的に下がるわけではないですけど。

仲野　検査技術の進歩やデータの蓄積などにともなって、「症状がなくても病気」という考え方が出てきたということですね。

若林　一方の東洋医学は、基本的に気・血・津液（水）が多いか少ないかで病気を

気逆	気が順行せず逆行する
気うつ	流れるべき気が停滞しうっ積する
気虚	必要な量の気が足らない、不足している
瘀血	血がうっ滞して流れず、うっ積する
血虚	必要な量の血が足らない、不足している
水滞	流れるべき津液が停滞してうっ積する

図1　東洋医学の主な病

捉えています。といっても、血液や体液そのものを指してなかったりするので、わかりにくいんですけども。気と血、そして血以外の体液が多い・少ない、または滞っているという、六つに分類されちゃうんですよ。専門用語で言うと、「気逆《きぎゃく》」「気うつ」「気虚《ききょ》」「瘀血《おけつ》」「血虚《けっきょ》」「水滞《すいたい》」〔図1〕。このパターンをいくつか組み合わせて診断します。

仲野　腫瘍性疾患、炎症性疾患みたいな分類はないんですか？

若林　大昔はありました。『諸病源候論[*1]』は六七門一七三九種に疾病を分類しています。それぞれの専門医は腫瘍を扱う瘍医《ようい》とか、外科を担う金創医《きんそうい》、

＊1【諸病源候論】隋の時代に医師の巣元方が編纂したとされる医学書。病因と症候が記述されている。

あと婦人科は帯下医《たいげい》と呼ばれていました。ただ、医者のほうもあまり分けずに診ていたようなので、あまり分類しなくなっていったようなんですよね。専門医はいなくなっていきました。

仲野　西洋医学や自然科学は分類すること自体を非常に重視していますからね。病気を分けるのも、そのひとつです。

若林　もうひとつの分類は、五臓六腑で考えるもの。臓器ごとに「肝の系統の病」とか「心の系統の病」などと言うことはありますね。でも、五行が循環するのでひとつの病でも複数の臓が関わるため、ある特定の臓腑の病というきっちりした分け方にはなりません。

東洋医学の見立てはむずかしい

仲野　診断するときに「気」の多い少ないを測るのって難しくないですか？　人間業《わざ》とは思えないし、かといってＡＩを使っても無理そうやし。

若林　そうですね、気自体があまりに膨大なものを含んでるもんだから。

仲野　何から「気の量」などというものを感じ取らはるんです？
若林　それこそ生気のあるなしを目で見て確認したりするんですよ。元気とか勢いとか。
仲野　う～ん、それって主観的すぎますやん。
若林　具体的には、脈をみる〔図2〕、舌を見る、お腹を触る、体表面を触る、体臭を嗅ぐ、声質をみる、あとは顔色を見るといったことをします。基本的に、人間の五感を使った診断のみです。いくつかの兆候が重なっているから、これは気が足りていないんだな、などと判断したりしますすね。逆にものすごく調子悪いんですという方がいらっしゃったとしても、脈や舌を見たら、気は十分に足りてるという場合もあります。あなたこれ、ものすごい力強い脈なんですが……ってね（笑）。これは気うつという状態で、気が動かないから調子が悪い、と判断します。脈が細い・太いという言い方もしますすね。
仲野　脈が細いとか太いとかって、血圧とは違うんですよね？
若林　脈が細い場合は、交感神経優位になってて、血管壁がぎゅっとしまってるみたいな感じがするんですよね。長く診てると、この人の最低血圧と最高血圧このぐらいだなとわかるくらいにはなるので。初診の人でも脈をみて「だいたい上が一三〇、下

図2　脈診

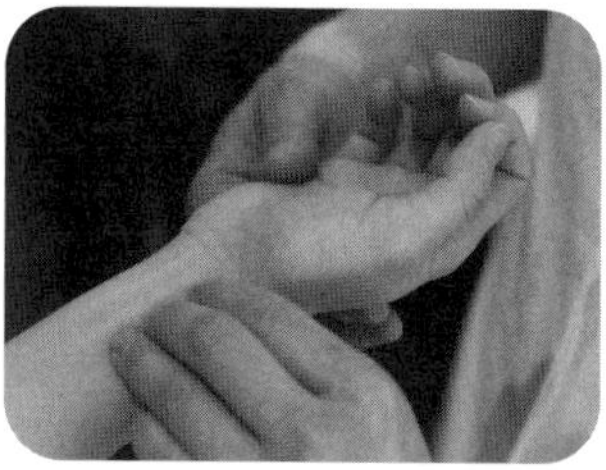

が七五ぐらいですか」って聞くと、「よくわかりますね」と言われたりして。

仲野 ほんま？（笑）

若林 感覚を数値とすり合わせて覚えてるだけなんですけどね。これ、救命救急やってらした医師もできるとおっしゃってましたよ。まあ、東洋医学は、計測機器がなかった時代の医学なんで。

気以外のふたつについても、同じように診断しますね。水は、むくみがあるかないかで診断できるから、ある程度わかりやすいです。

血は血気とも呼びますが、これが手足の先まできちんと流れてるかをみていて、冷たい・温かいを確認したりなどします。たとえば貧血、生理不順、月経が短いといった症状は血虚と判断したりすることが多いですね。でも、それだけで診断できるわけではないところが困りものです。血とは関係なさそうな症状、たとえば爪が薄く割れやすい、髪の毛がパサついてるといったものも血虚の場合があるから。私の目で見て耳で聞いてAと診断できるけど、鼻でにおいを嗅いで手で触ったらBと診断できる、みたいに二対二に分かれちゃうこともあるんです。そういうとき、我々は「四診合参《ししんがっさん》」を行います。つまり、望（目で見る）・聞（耳で聞く）・問（患者に聞く）・切（触る）の結果を総合的に判断するということです。

機械で脈や舌のデータを取ることも行われていますが、四診合参に関してはやっぱり人間がやらざるを得ないと思いますね。でもやっぱり人間だから、自分自身の体調が悪かったり疲れていたりするときには、診断の感度が落ちてしまったりもします。そんなときは、知識で補完するんです。脈には出ていない気がするけど、こういう症状で、こういう舌だから、ここに鍼をすればいいんじゃないか……とかね。

仲野　はぁ〜。そうなってくると、もう完全に職人の世界ですね。

失礼なこと聞きますけど、西洋医学の立場からすると、どんなに丁寧に脈をみたって、しょせん血流しかないんやから、それでなんの病気かなんてわかれへんやろと思うんです。

若林　私の経験では、この診断方法で治療効果が上がってはいるんですよね。ただ、脈と症状がどういう関連性になってるかはブラックボックスです。結局、経験の集積でしかない。だから、こういう脈状だったらこういうところに問題がある、というふうに憶えてはいくんですけど、なぜその脈が出るのかを明確な言葉で示すのは非常に難しいですね。

仲野　対して西洋の診療は、極めて主観を廃する方向に向かってきました。聴診とかもありますけど、いまはもう検査の数値が主流ですから、極論すると誰が診ても同じように診断できるようになってきているわけです。

風が吹いたら風邪をひく？

仲野 病気のなかでも、誰でもかかる超代表格が「風邪」ですよね。風邪を例に、東洋医学と西洋医学の病気の捉え方や治し方の違いを考えてみましょうか。

拙著『（あまり）病気をしない暮らし』（晶文社）にも書いたんですけど、医学生時代に風邪の講義があったんですよ。そこで驚愕の事実を知りました。いまでこそわりと知られてるかと思いますけど、南極にいると風邪をひかないということです。寒いからむっちゃひきそうやのに。

風邪をひとことで言うと、ウイルスに感染することによって引き起こされる上気道の炎症です。でも南極には風邪のウイルスがいない。だから風邪もない。南極の冷たい空気を吸い込んだりすると、喉が痛くなったり、咳が出たりはする。でも、これは単なる症状だけで、風邪ではない。めちゃくちゃ感動しまして、「風邪はウイルスによるもの」ということを、このとき深く頭に刻み込みました。

ジェニファー・アッカーマンの『かぜの科学　もっとも身近な病の生態』（早川書房）という面白い本がありまして、これを読むと風邪のことが全部わかったような気になれる優れものです。そこに書いてあるんですが、風邪症状を引き起こすウイルスは、なんと二〇〇種類！　なんせすごく多いんですよ。ついでに言っておくと、インフルエンザは風邪ではなくて、インフルエンザウイルスによる病気、流行性感冒です。こちらは肺炎なども引き起こすウイルスです。

風邪症状を引き起こすうちのひとつがコロナウイルス。風邪引き全体の一〇～一五パーセントくらいがコロナウイルスによるものだとされています。

若林　それが「西洋医学的な風邪」ですね。

仲野　東洋医学はウイルスの概念とかありますか？

若林　うーん、ウイルスとは言わないんですよね。日本語だと風邪は「邪《よこしま》な風」って書くじゃないですか。この言葉自体がそもそも漢方医学の言葉で、邪なものが風と共に入るから調子が悪くなると考えるんですよ。

仲野　お、挑戦的ですねぇ。東洋医学が先やのに、西洋的に風邪を定義するなと。

若林　（笑）。

仲野　でも、ウイルスというものの実体がわかったのが一九三〇年代くらいですからね。現在の西洋医学的な風邪の定義は極めて新しいものであって、当然その前から風邪という病気も言葉もあったわけです。

若林　はい。東洋医学では、普通の「風」が吹いてもからだの表面を撫でていくだけなのですが、からだの防御作用が落ちているときはからだのなかを通っていくと考えられていまして、その風に暑さ、寒さ、湿気などがくっついてからだに入ってしまって病気になると考えます。ほかに、流行病は普通じゃない風……「疫風《えきふう》」「癘風《れいふう》」などが吹いてそれが体内に入ることで起こると考えます。

仲野　普通の風っていうのがわからんけど、つまり「Wind」そのものには害はないわけですね。

若林　そうそう。先ほどの南極の話と似ているんですけど、ただ寒いだけでは風邪ひかないでしょ。それと同じようなものです。

仲野　同じようなと言われても難しいんですけど……。普通の風と普通でない風の二種類あるというのがわかりにくい。誰も知らんやろう。

若林　とにかくね、普通の風と普通じゃない風があるんです！（笑）季節風のようなもので、季節によって吹く風は一応決まっているんですが、その条件から外れたりしたら体調が悪くなると考えられていたわけです。

仲野　二章で話した「気」とは、またちゃうんですか。

若林　気の大元になる考え方ではあります。拙著『気のはなし』で触れていますが、気の思想が発生する前に、四方の神の名前を冠した風が吹くことで季節が変わると考えられていて、その風が人間の生活に影響するとされていたようなのです。決まった時期に決まった風が吹けば世界は安泰なのですが、間違った方向から吹いてくると季節の巡りがおかしくなり、世界が、ひいては人体も不穏になる。これも天人合一思想によるものですね。そして、風は越境して吹いてくるものなので、人体の境界である皮膚を越えて体内に入り込むと考えられたのです。これが東洋医学的な「風邪」の原点です。

そして、風という、流れる空気のエネルギーが、のちに体内を流れる「気」の思想につながります。

天気と気圧に左右される気象病

仲野　いまのお話を聞いてますと、東洋医学では天気と病気がかなり密接に結びついているということですね。気候とか気圧に左右されて体調悪くなる人がけっこうおられて気象病とも呼ばれますが、これは東洋医学には昔からあった考え方ですか？　これと風邪は近いのでしょうか？

若林　そうですね、風邪《ふうじゃ》の概念に繋がります。

　これは自説なんですけど、風が吹くときは気圧が変わるときでしょう？　気圧の変化によって自律神経系が攪乱されて不調になり、さらに条件が重なると病気になるという原理だったのかなと思います。

仲野　気象病は、ないとは言いませんが、西洋医学ではあまり重んじられてこなかったという印象です。

若林　いまでは、西洋医学の分野でも愛知医科大学の佐藤純さんなどが気象病の研究をしていますね。愛知医科大学病院・いたみセンターで、気象病外来・天気痛外来もされています。研究所には巨大なエアチャンバー（人工気象室）があって、気圧を変えたときにリウマチなどの痛みがどう変化するかを実験したりしていました。その実験で科学的な数値が出て、気象病があることが認められた。

　その後にも、低気圧が通過した数日後にリウマチが悪化するという研究を京都大学の保健管理センターが出しています。

エアチャンバーは気圧だけじゃなく温度や湿度も変えられるそうですが、はっきりした数値が出たのは気圧だけだそうです。だから温度や湿度による不快症状のほうの理由がまだ特定できていません。

仲野　むしろ湿度が関係してるのかなと思ってたんですけど、違うんや。でも、低気圧が通過したぐらいのヘクトパスカルの変化はまず感知できないでしょう。

若林　症状が出ないと意識されないですよね。なぜ症状が出るかというと、内耳に気圧を感知するセンサーがあるからだというところまではわかってきてます。それが前庭神経[*2]を介して脳に不快症状をつくってしまうと。

仲野　そうなんや。鋭敏な人とそうでない人がいるんかもしれんなあ。

夏風邪に葛根湯は危険

若林　風邪といっても、西洋と違うところは、東洋医学にはいろいろな風邪があるところですかね。風＋αによって風邪をひくわけですが、その「＋α」によって風邪の種類も変わってくる。たとえば、風熱邪《ふうねつじゃ》、風寒邪《ふうかんじゃ》、風湿邪《ふうしつじゃ》などがあって、それ

＊2【前庭神経】内耳と脳をつなぐ、バランスを司る神経。

ぞれ熱、寒さ、湿気が風と共にからだに入ってきたものです〔図3〕。一番多いのは風寒邪です。

仲野 風寒邪っていうのは、我々がこう冬にひくいわゆる……

若林 一般的に想像する風邪です。

仲野 風熱邪とは？

若林 これは夏にひくような風邪です。

仲野 夏風邪ね。

若林 今回の Covid-19 はどちらかというと風熱邪だと言われているんですよ。寒気がしにくくて、突発的に熱がガーンと上がって喉が痛くなる症状が特徴です。

仲野 このふたつは違う病気として捉えられてるんですか？

若林 一応、風邪《ふうじゃ》として一括りにしますけど、別々の治し方をします。

まず、使う薬が違います。科学的に言えば、炎症がどこにどういうふうに出ているかがたぶん違うので、症状の緩和の仕方が違うんだろうと思います。

仲野 どんな薬が使われるんでしょう？

若林 風寒邪の場合は、からだを温める薬を使うのが基本です。葛根湯《カッコントウ》や麻黄湯《マオウトウ》という薬が一番使われます。どちらも麻黄という成分が入ってます。

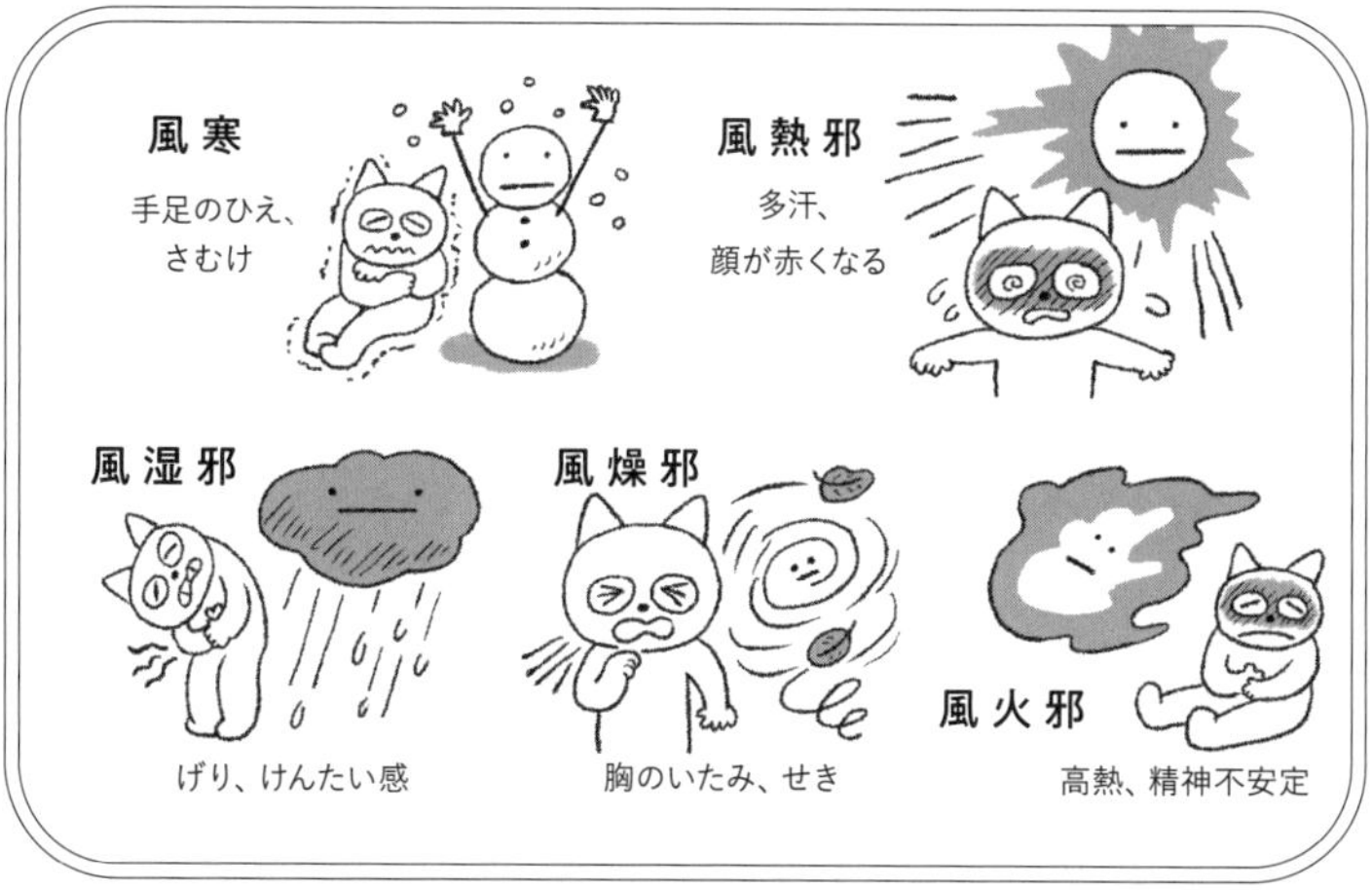
風寒
手足のひえ、
さむけ
風熱邪
多汗、
顔が赤くなる
風湿邪
げり、けんたい感
風燥邪
胸のいたみ、せき
風火邪
高熱、精神不安定

図3　風邪の種類

麻黄のインフルエンザに対する薬理作用は解明されていまして、ウイルスがタンパク質をつくるのを抑制して、サイトカインの抑制をかけるらしいです。

仲野　ほんまですか？　ちょっと説明しときますと、ウイルスなどがからだのなかに入り込んで組織で増殖すると、免疫細胞がその組織に集まってサイトカインなどの炎症性物質を出す。そうすると喉が痛くなったり、熱が出たりする。麻黄にはそういう作用を抑える働きがあると？

若林　漢方メーカーのホームページに書いてあるんですよ。

仲野　そうか。それなら一応信用しときます！

若林　風熱邪の場合は、銀翹散《ギンギョウサン》という薬を使ったりします。このなかには、ハッカなどの冷やす成分が入っています。

仲野　風熱邪に対して、風寒邪に効く薬を飲んだらどうなります？

若林　効かんのですよ。効かんどころか、逆に悪化したりします。

仲野　ほんまですか！　それは禁忌みたいな感じになるわけですか？　夏風邪に麻黄湯や葛根湯を飲んだりすると……

若林　いきなり熱がバーンと上がったりするんですよ！　鍼灸学校一年生くらいのときに喉が痛くなって、葛根湯飲んだら熱が四〇度超えちゃって、えらいことになりました。

麻黄湯や葛根湯は、寒気がある熱、首周りや肩周りに凝りがあるような風邪のときに飲まないと効かないのです。

仲野　ホンマかウソかを確かめたいんで、今度夏風邪をひいたら葛根湯飲んでみよ。

若林　やめてください（笑）。

仲野　それにしても不思議です。西洋医学的な風邪の考え方でいくと、季節によって流行るウイルスの種類は違うかもしれませんけど、免疫細胞がサイトカインという炎症性物質を出す、という一般的な生体反応は生じるはずです。夏であろうが冬であろうが、それはほぼ同じだと考える。それなのに、ある薬がある季節の風邪には効いて、ある季節の風邪は悪化させるなんて、あるはずがないやろうと思う。

若林　でも、漢方薬が合ってないとひどいことになるんですよねえ。

仲野　それまた漢方薬の不思議のひとつ。

若林　東洋医学的には、風邪というのは、からだのなかに何か悪いものが入っているわけだから、それを追い出すという考え方なんですね。だから、熱をもった風邪と寒をもった風邪だと、からだの反応が違ってくると考える。

たとえば寒さをもった風邪だと、からだの表面近くのところに寒さが溜まっているとされる。寒気がするのはそれが原因です。それを内側から温めてあげて、汗をかかせれば追い出せるという原理です。

仲野　生姜湯とかスープとかが効く気がするのもそれですね。

若林　だから、麻黄湯や葛根湯は発汗作用がある。それだけでなく、なにかしら炎症の抑制をかけてもいるみたいですけど。

風熱邪の場合は体内に入り込むと一気に熱を発生させて、喉などに炎症を起こさせます。風寒邪の場合は寒気という症状が発熱に先立つのですが、風熱邪の場合はそもそも人体は温かいものであるため、そういった前兆なしに激烈で急激な発熱をともないます。温める薬を、熱をもった風邪に使ったら、火に油を注ぐようなことになってしまう。ですので、強い熱冷ましの作用のある薬を使って炎症を抑えていきます。

仲野　Covid-19は風熱邪と言いましたが、寒気を訴える人には葛根湯を出せるとも言われています。でも基本は、コロナに葛根湯を使ったら辛くなります。

仲野　なるほど。一旦、納得したということにします（笑）。

風邪にビタミンCは効かない？

仲野　風邪そのものに効く薬はないわけです。なので、西洋医学の場合、症状にもよるけど、よく処方されるのは対症療法的な薬です。解熱剤とか痛み止めとか。ただ、風邪と呼ぶかどうかは別として、新型コロナウイルス感染症に対する薬剤は開発されましたけど。

前に紹介した『かぜの科学』のなかに、風邪に対する民間療法についても紹介されています。当たり前ですけど、国によってかなり違うんですよね。たとえば、日本ではお風呂入ったらあかんって言いますけど、ヨーロッパではぬるめのお湯に入ることが推奨されてたりします。

ほかにも日本では生姜湯とか飲みますよね。あれも漢方につながっているんでしょうか。似たような感じで、イギリスではチキンスープがいいとされている。そういう民間療法がたくさんあるけど、これがことごとく……

仲野・若林　効かない！（笑）

仲野　それがあまねく文献を集めた結果だと『かぜの科学』様はおっしゃってます。ビタミンCも風邪に効くと言われることが多いけど、結論的には効かないとされている。効くという論文も、効かないという論文もありますけど、最近よく行なわれる「メタアナリシス」、つまり複数の論文を総合して検討することをやると、ほぼ効かないという結論になるらしい。

ビタミンCが非常に有名になったのは、ライナス・ポーリング[*3]という人が言い出してからです。

若林　高濃度ビタミンCを研究していた人ですよね。

仲野　そうそう。ポーリングは、キュリー夫人とならんでノーベル賞を二回受賞し

＊3【**ライナス・ポーリング**】アメリカの化学者。一九〇一年生まれ。X線回折による結晶構造や化学結合の研究など分子構造や化学結合の研究を行なう。また、タンパク質のポリペプチド鎖の構造を明らかにした。医学にも関心を抱き、分子構造の異常によって病気が起こることを発見した。一九九四年没。

ている数少ないうちのひとりです。一回目はノーベル化学賞をタンパク質の構造の研究でとっている。二回目は、平和賞。

若林 …ええ!? 平和賞?

仲野 ビタミンCで、というわけではなくて、核廃絶運動で平和賞です。そんなに偉い人が唱えてたから、ビタミンCは風邪に効くというのが有名になりました。ほかにも、がんに効くとかね。一時は、おそらくがんにビタミンCは効かないのではないかと考えられていました。けど、数年前に、効くかもしれないという論文が超一流誌に出ましたから、いまはペンディング状態でしょうか。

ポーリングは、晩年はビタミンCのことですこし評判を落としたとも言われてます。風邪に効くというんだけど、一日の必要量が一〇〇ミリグラムのところ、三グラムとかけっこうな量を摂取しないとあかんと唱えたんです。

でね、ほんまに長期にわたって超大量摂取してた人がいてたんです。大阪大学の名誉教授で、日本で買うと高いから、外国に留学してる人に頼んで取り寄せてわざわざ飲んではったんですけど。……これがね、効くんですよ。顔がね、真っ白になってはった。たぶん皮膚の色素であるメラニンの産生抑制によるものだと思いますけど。

若林　やだー！（笑）　たしかに美白効果があると言いますけど。私もタケダのビタミン錠を大量に飲んだことがあるのですが、一発で胃がやられた！

仲野　飲んだんですか……ビタミンCを摂りすぎると尿路結石ができやすくなると教科書には書いてありますから、注意が必要です。肌の白さも、自然じゃなくて病的な白さでしたし。

話がそれましたけど、風邪にビタミンCは効かないっていうのが正しそうです。

風邪に効く薬もワクチンもない

仲野　民間療法もそうですが、風邪のウイルスに直接的に作用するお薬というのはないんですよね。

症状を緩和するものはけっこうあって、咳や喉の痛みを抑えるとかはできる。だけどウイルスそのものに効いてるわけではないし、症状のある期間を短くすることはできない。

若林　麻黄湯や葛根湯といった漢方もそうです。ウイルスを消してくれるわけではなく、症状を緩和する。

仲野　風邪に対するワクチンもない。コロナウイルスは風邪を引き起こすウイルスですが、元々は薬もワクチンも存在してなかった。なので、新型コロナウイルスが登場したときに、一から開発する必要があったんです。

どうして風邪の薬が開発されてなかったかというと、普通の風邪って、ほうっておいても四、五日で治るからという理由が大きい。ワクチンがないのは、風邪のウイルスの種類が非常に多いというのも理由です。いちいちワクチンつくってられへんですから。それに、ある風邪のウイルスに一度感染すると、それに対する免疫能がある程度獲得されます。だから年齢を重ねると、それまでの感染経験でいろいろな風邪のウイルスに対する免疫能がついていきます。逆に、そういった免疫能を獲得していないから、小さな子どもはやたらと風邪をひく。

漢方は個々の症状に対する薬はいろいろあるんですか？

若林　喉の痛みには桔梗石膏《キキョウセッコウ》などを使いますね。

仲野　石膏というのは、あの、彫刻で使う？

若林　そう！　桔梗の根っこと石膏が合剤になってる薬です。私が知ってる限りでは喉の痛み取るのには抜群に効くんですよねえ。

仲野　でも、咳を止める薬は意外と少ないんですよね。何年か前に咳が止まらなくなって、重い病じゃないかと思って専門の先生に聞いたら、診察もなしで「そらもう老化でしょう」って言われて、ひどく傷ついたことがありました。そのときに咳止めの薬をお願いしたんだけど、個人的によく効いたのは、昔からあるコデイン系[*4]だけでした。

若林　あれ以外に薬ないんですか!?

仲野　ほかにもありますけど、咳はあんまり止めたらあかんのかもしれんですからね。強力に反射を止めたら誤嚥《ごえん》したりしそうですし。

若林　肺炎になっちゃったりするからね。
　麻杏甘石湯《マキョウカンセキトウ》は、咳喘息によく処方されるらしいです。咳のしすぎで、気管支の過敏性が上がってしまったときに使う。子どもの喘息にも使われるんですよ。喘息だとあまり効く薬がないから。病院のなかで漢方薬を処方する二大巨頭が、消化器外科と呼吸器科だそうです。

仲野　その薬、咳が止まらなかったときに使ったことがあるような気がします。喘息でも、ステロイドなんかを使うのが嫌な人もいますからね。

若林　麻杏甘石の「石」も石膏です。麻黄、杏仁、甘草《カンゾウ》、石膏の頭の文字をとって

＊4【コデイン系】咳中枢の興奮をしずめ、咳を止める薬。

名付けられてます。

仲野　石膏が効くってホンマに理由がわからんな。漢方のお薬についてもあとで詳しく話しましょう！

悪くならないように生きていく

仲野　東洋・西洋の違いとしておもろいなと思うのは、東洋医学は風邪の種類によって治し方が違うっちゅうところですね。

もう少し一般的な話をしますと、風邪とかであれば「治った」と単純に言えるわけですけど、病気や症状によっては、どこまでいったら「治った」と言えるのか微妙な場合もありますよね。つまり、改善はしたけれど完治はしていない状態、というのが。

若林　それで言いますと、現在の東洋医学は、完治させるより、悪化傾向にならないように維持する仕事のほうが多いです。

いまは生活習慣病とか、治らない病気がなんだかんだ多い。そうした病気や疾患との上手な付き合い方として東洋医学は選択肢に入ってくると思いますね。

仲野　検査の数値が改善したとしても、ずっと薬飲み続けなあかんというのは、治ったというわけやないですからね。

若林　治っていないとしても、どんな状態なら許容できるかですね。私は「こんなに痛いです」と患者さんに言われたときに、「歩けない？　動けない？」と聞くんです。そうすると「いや、動いてると楽になる」と。

仲野　「それやったら動けよ」と言いたくなるなあ（笑）。

若林　まず優先順位として、どういうふうにからだを使いたいのか、そのうえでなにか不具合が発生してるか考えてみてくださいと言います。

慢性痛の場合もそうですが、動けているんであれば、痛みが取れなくても動いたほうがいいんです。動けるように痛みの緩和をするのが鍼灸治療であって、完全に痛みから解放されることはないです。だって、私たちは生きているんだから。

どんどん元気になって活動量も増えてるのに「治らないのよね」と言う人がときどきいる。

仲野　よくなっていることに気づかないわけですね。

若林　「来る前より悪くなった？」と聞くと、同じくらいだと。でも、年齢重ねてるのに悪化してないのはすごいことでしょ。

仲野　治療する前の痛みをちゃんと覚えといてもらわなあかん。そうでないと、ありがたみが出てこない。

若林　私たちがよく診る自律神経失調とか、抑うつ状態の人たちのなかにも、毎日ご飯食べられてて、起き上がることもできるけど、それでも自分は病気だという状態から抜け出せない人がいらっしゃいます。それでいろいろな楽しみを制限してしまうのは、非常にもったいないと思うんです。

仲野　健康神話みたいなもんですね。

若林　そう。まったくどこも痛くなくて、毎日快活に過ごせることが完璧な健康、みたいな神話。

仲野　同級生でミステリー作家の久坂部羊くんによると、健康のためなら死んでもいいという人がいるとのことです。で、そういう人たちを「守銭奴」ならぬ「守健奴」って名付けてる（笑）。

病気になる前に養生する

若林　ひとつ提言したいのは、まず病気に極力ならないように気をつけましょう、ということです。東洋医学は魔法みたいに効くんじゃないかと思われている方も稀にいるんですけど、そもそも「治す」よりも、「病気にならない」ところに重きを置いてる医学なんですよ。

でも医学って、「治す」ほうがすごいと思われがち。線路の保線作業員は日の目を見ないのに、レスキュー隊員には焦点が当たるのと同じです。

仲野　東洋医学はどちらかいうと保線のほうだと。

若林　はい。その保線作業が「養生」です。養生というのは、自分のもって生まれた寿命をまっとうできるように、気を無駄遣いしてすり減らさないように上手に生きることを言います。

東洋医学には未病という考え方があって、これは伝統的に言うと、生活習慣の乱れのことです。未病に対して、なんらかの症状が出ているいわゆる病気の状態を

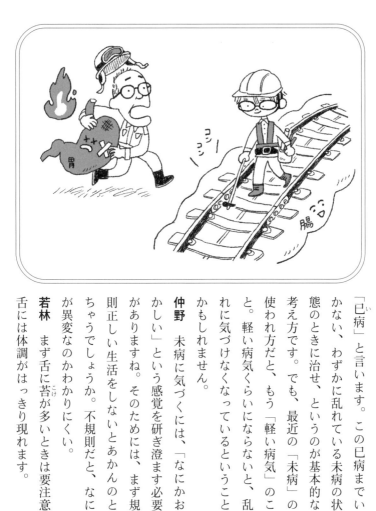

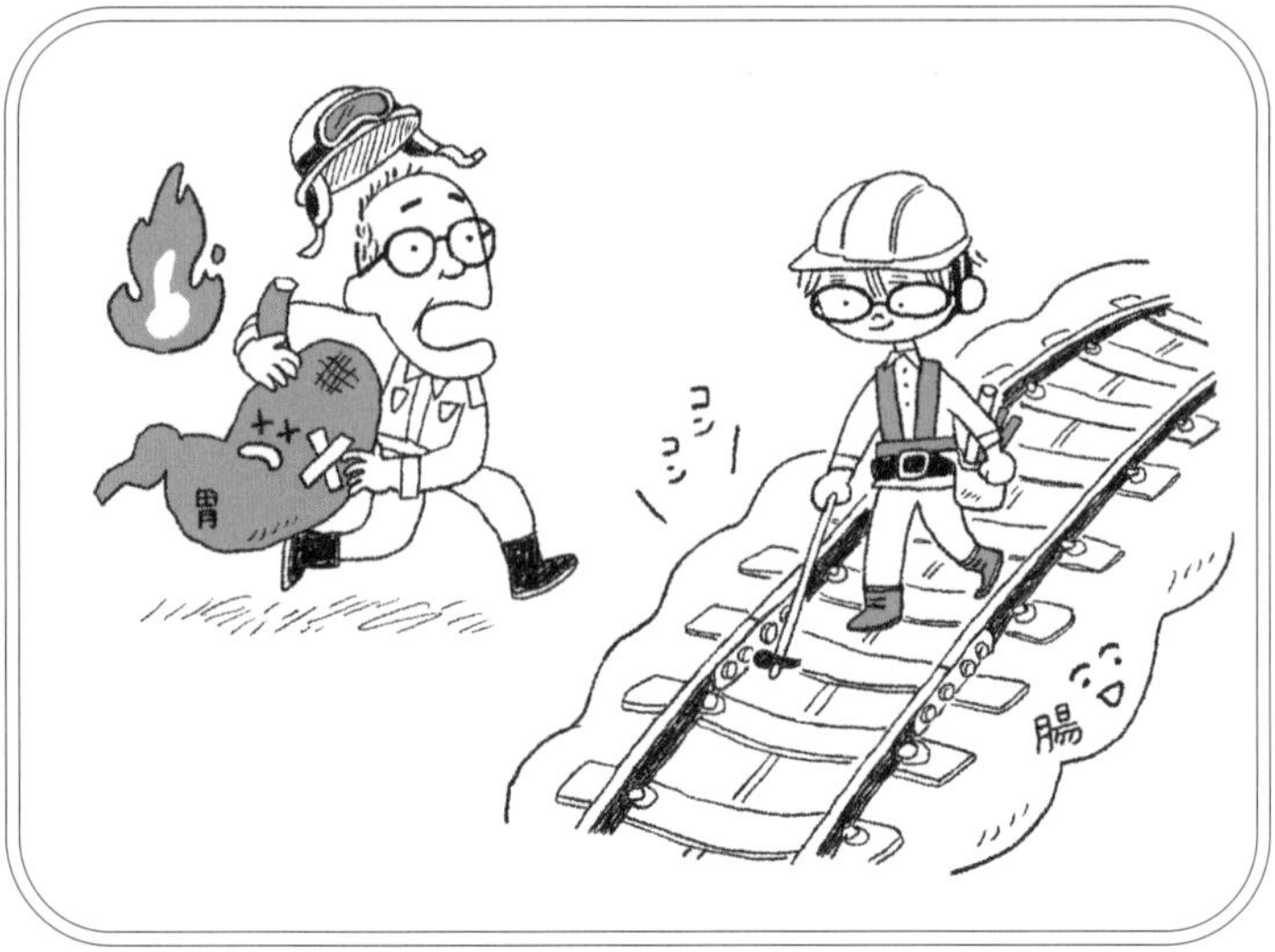

「已《い》病」と言います。この已病までいかない、わずかに乱れている未病の状態のときに治せ、というのが基本的な考え方です。でも、最近の「未病」の使われ方だと、もう「軽い病気」のこと。軽い病気くらいにならないと、乱れに気づけなくなっているということかもしれません。

仲野　未病に気づくには、「なにかおかしい」という感覚を研ぎ澄ます必要がありますね。そのためには、まず規則正しい生活をしないとあかんのとちゃうでしょうか。不規則だと、なにが異変なのかわかりにくい。

若林　まず舌に苔《こけ》が多いときは要注意。舌には体調がはっきり現れます。

仲野　昔は、病気になってしまうと治療法が限られていたので、病気にならないように気をつけることがいま以上に重要だったんでしょうね。

若林　そうそう。中国では王様に仕えている医者は、王様が病気になったときに治せなかったら殺されちゃう。もう治らないと思ったら、医者が夜逃げしたりするんです。

仲野　こんなジョークがあります。「どちらも人命をあずかるけど、パイロットと医者との違いはなにか？」その心は、「パイロットはしくじったら自分も死ぬ、医者はしくじっても自分は死なない」。医者は「金と痛みは向こう持ち」ってよく言いますし。でも、昔の医者はそうとも限らなかったんですね。殺されてしもたらたまらんから、そりゃあ必死に予防を説きますわな。

若林　でも、養生は流行らないんですよね。

仲野　養生は地味やからちゃいますか？　昔はよく「養生してくださいね」とか言いましたけど、最近あんまり聞かんなあ。医学が進歩しすぎて、なんでも治療できると思いすぎなのかもしれません。病気になっても治ると思うから養生が軽んじられる。西洋医学は治すことばっかり考えがちやから、そういうとこを東洋医学からちょっと見習ったほうがええかもしれません。

若林　そうですね。何もしなくてもずっと元気なままでいられると思っている人、案外多いです。若いうちからやっておくことが重要なんです。
　ある患者さんがお酒をやめたんだけれども中性脂肪の値が下がってこない、脂肪肝も改善しないと。私は、遺伝的に丈夫じゃなかったのにアルコール大量に入れてしまった結果だから、運動しても改善しないこともありますよと答えたんです。そしたらすごくがっかりした顔されて！
　でもね、節制しているといってもほんの数年。アルコールを飲んできたのは何十年。となったら、すこし節制するくらいでは変わらないのです。
仲野　耳が痛い話やなあ。でも、そんな状況だと、「ラッキー、運動してもせんでも一緒やねんやったら、せんとこ！」と明るくは考えられませんわな。

病気は運

若林　でもね、年齢や遺伝的な原因で、大して不摂生してなくてもからだを壊しちゃう人もいるじゃないですか。

仲野　ちょっとクールすぎるかもしれませんけど、病気になるかどうかは運みたいなものですからね。運不運ということを、みんなだんだんと考えなくなってきてるんちゃうかと思うことがよくあります。

小さい話ですけど、電車乗るときにたいがい乗り換えアプリで調べますよね。でも以前は、電車のタイミング悪かったなとか思うことがあったりしたでしょ？　そういう小さい不運をね、ふだんから経験せなあかんのちゃいますやろか。

若林　極端な合理性を求めすぎだと。

仲野　ときどきですけど、何も調べずに出かけるときあるんですよ。大阪では「電車間《でんしゃま》が悪かった」って言うんですけど、当然、今日はあかんかった、乗り継ぎが悪かったという日も出てきます。でも、そういう「どうにもならない」ことを受け入れるトレーニングだと思ってやってるんです。

若林　老化などは努力ではどうにもならない。でも、それすらコントロールできると思っている人は案外います。

東洋医学の基本コンセプトは、寿命はどうにもならないから、与えられた寿命をしっかり生き切れるようにしましょうというもの。古典にも、「歳を取ればからだはこのような状態になる」と書いてあります。だから老化を止めるのは、仙人になる方法とか別の次元になってきてしまう。それは医学の範疇ではない。

仲野　貝原益軒の『養生訓』なんかでも、あかんときは諦めましょうと書いてありますね。

若林　そう、もう死ぬときは死ぬからって！　健康は大事ですけど、我々は健康のために生きてるわけではないですから。

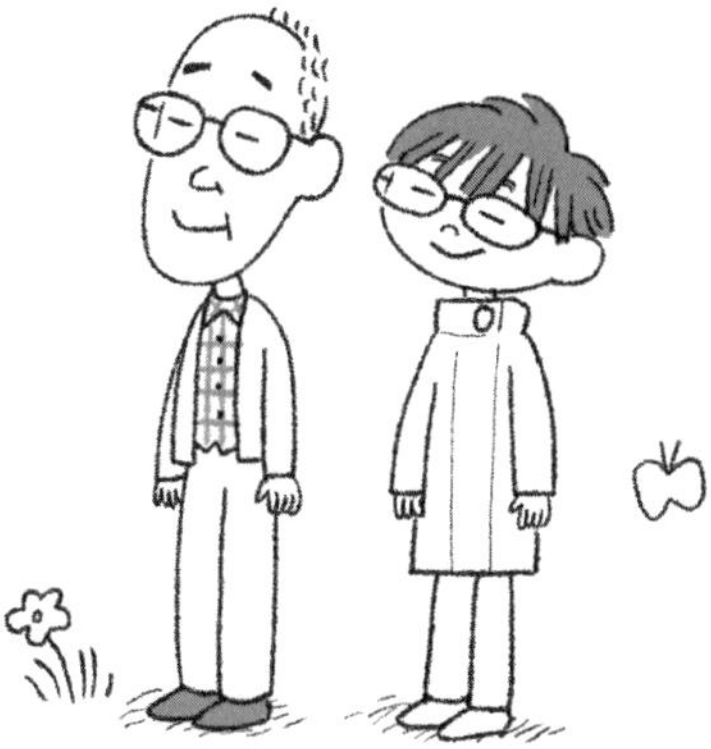

コラム

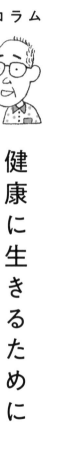

健康に生きるために

「守健奴」（一一六ページ）とまではいかなくとも、できれば死ぬまで健康に生きたいという願いは世の常です。日本人の死因は、がん（人口動態統計では「悪性新生物」）が一位で、以下、心疾患（高血圧を除く）、老衰、脳血管疾患となっています。老衰はいたしかたないとして、やはり気になるのは、がんと生活習慣病というところでしょう。

国立がん研究センターのHPに「5つの健康習慣によるがんリスクチェック」というのがあります。四五歳から七四歳の男女が対象で、「禁煙、節酒、塩分控えめ、運動習慣、適正BMIの五つの健康習慣をどれだけ守っているかを診断し、今後一〇年の間にがんに罹るリスクを算出」してもらえるものです。

タバコの害は言うまでもありません。肺がんなどの悪性腫瘍だけでなく、心血管系などにも悪い影響を及ぼします。喫煙者でもタバコをやめたら健康上のメリットがあることがわかっていますので、もう手遅れなどと思わず、絶対にやめるべきです。

アルコールについては、少量はからだにいいという報告もあります。しかし、数多くの論文を総合して検討するメタアナリシスでは、少量でも健康によくないと結論されています。なので、節酒に努めるに越したことはありません。厚生労働省によると、純アルコール換算で、男性だと一日あたり二〇グラム以下が推奨されています。ビール五〇〇ミリリットル、清酒一合、ワイン二〇〇ミリリットルに相当し、女性はさらにこの半分ですからホントに少量です。これに関する新聞記事で、「つきだしで飲み終わる量」とか書いてあって笑ってしまいました。私のような飲酒家にとって厳守するのは極めて難しい量ですが、一応の努力目標ということで。

高血圧に塩分の摂りすぎはダメということがよく知られていますが、がん予防にも塩分の高い塩蔵品（たらこ、すじこなど）は週一回未満にしたほうがいいようです。塩分の摂り過ぎだけでなく、極端に偏った食事をせず、バランスよく食べることも重要です。それから、野菜や魚をしっかりと食べておきたいところです。

運動習慣については、厚生労働省から「健康づくりのための身体活動・運動ガイド２０２３」が出されています。それによると、「歩行またはそれと同等以上の強度の身体活動」、ですから一分で一〇〇歩程度の速めの歩行を、高齢者では一日四〇分以上（一日約六〇〇〇歩以上に相当）、成人では一日六〇分以上（約八〇〇〇歩以上に相当）が推奨されています。もうひとつ、対談にも出てきますが、今回のガイドラインから筋トレが追加されています。ジムに通うほどでなくとも、スクワットのような自重による筋トレでかまいません。

ＢＭＩとは、体重（キログラム）÷身長（メートル）の二乗で計算する肥満度の指標です。男性は二一～二七、女性は一九～二五の範囲内が推奨されています。体重管理は食事や運動と大きく関係しますが、オススメは毎日体重を測って記録することです。すでに二〇年近く体重記録を続けていて、そのおかげで健康体重をキープできています。

この五項目は、がんの予防だけでなく、生活習慣病、さらには認知症の予防にも効果があると考えられていますので、ぜひ心がけてください。しかし、どれも当たり前のことばかりですよね。タバコは吸うな、酒は控えろ、よく歩け、など、江戸時代の儒学者・貝原益軒の『養生訓』にすでに書かれています。ほかに、食べ過ぎるなということも。医学が進んだとはいえ、養生のため、すなわち健康な生活を送るためにするべきことは変わっていないのです。不思議といえば不思議ですが、当然といえば当然かもしれません。

ゲノムを調べると、ある程度は病気のリスクを知ることができます。しかし、知ったところで、取り得る対策に大したものはありません。結局のところ、この五つを守るくらいのことしかできないのです。それに、ある疾患のリスクがたとえ低くても、この五項目は守っておいたほうがいいものばかりです。

このようなリスク計算は、あくまでも科学の裏付けのある「占い」程度に考えています。それに、ゲノム解析で知りたくない遺伝情報を知ってしまう可能性もあります。なので、自分のゲノムを調べようと思ったことはありません。ゲノム情報は究極の個人情報であるだけでなく、親子兄弟姉妹とは半分が同じなのですから、親族にも影響を与えかねません。安価に解析できる時代になりましたが、自分のゲノム情報を知るかどうかは、慎重に考慮して決めたほうがいいですよ。

（仲野）

第4章

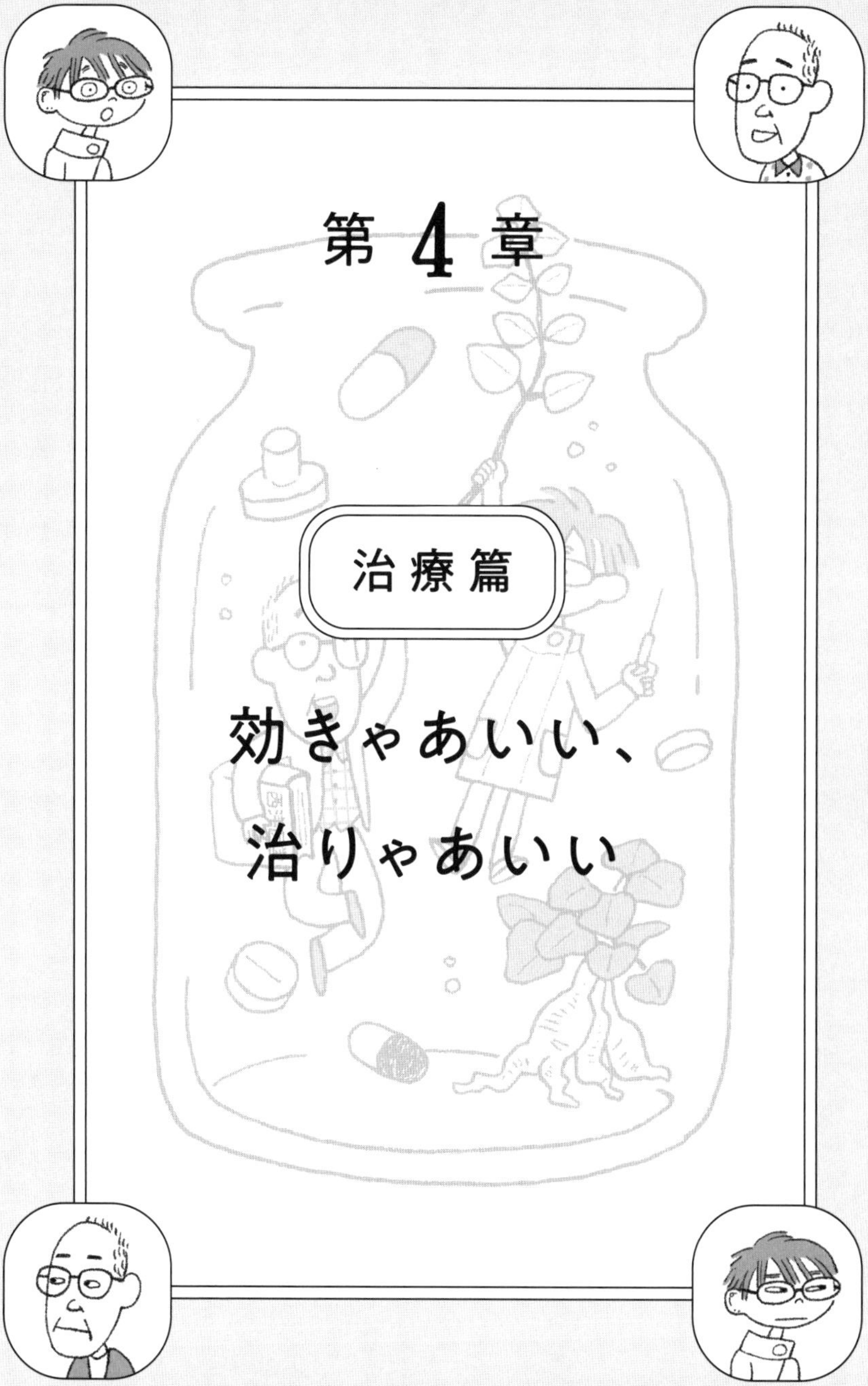

治療篇

効きゃあいい、治りゃあいい

いちばんはじめの手術

仲野　前章の最後で話しましたが、人間というものはいくら気をつけても病気になるし、最後はどうしたって死ぬ。でも、治せる病気なら治療したいというのは誰もの願いです。そういった治療の大前提に立って、この章では鍼灸の謎を解明できたらなと思ってます。

先に西洋医学のほうから話しときますと、治療で使われるのは、主に薬剤と外科手術です。あと、放射線治療のような物理的な治療法もあります。これだけ西洋医学が広まったのは、まず外科手術が発展したというのが大きいでしょう。外科系の処置は東洋医学では基本的にはないと考えていいんでしょうか。

若林　はっきり東洋医学とは言えないですけど、金創医、骨接ぎくらいですかね。消毒もないし、後ろから羽交締めにして骨接いでたみたいですけど。もう拷問ではないかと。

仲野　歴史上最初の手術っていつやったんかと気になって調べてみたんです。そしたら、『ビジュアル医学全史』（岩波書店）に載ってました。

若林　何だったんですか？

仲野　驚いたことに、穿頭《せんとう》なんです。頭皮を切開して頭蓋骨に穴を開けるやつ。これを手術と呼ぶかどうかは異論もあるようですが、なんと紀元前六五〇〇年！　ホンマですか、って思わずつぶやいてしまいました。死んでから行われた可能性もあるらしいのですが、穴が空いてる周囲に炎症反応の跡が残ってる人もいるらしい。

若林　ということは、生きてるうちに開けたってことですね。

仲野　はい、死んだら炎症反応は起きませんから。ひょっとしたら、癲癇《てんかん》などのときに開けたんじゃないかということです。むっちゃ痛かったでしょうね、麻酔なんかないし。ひょっとしたら、気を失ってる間にやったんかも。その後、時代をくだって、割礼が登場します。おちんちんの先っちょの包皮を切り取るやつです。紀元前二四〇〇年頃、ヘブライで行なわれたのが最初のようです。

ここまではちょっと微妙ですが、明らかに治療のための手術と言えるものが白内障の手術です。いつ頃やと思われます？

若林　私が知っているものだと、平安時代末期から鎌倉時代初期かなあ。『病草紙《やまいのそうし》』*1という絵巻物に書かれてたものです。白内障は、「しろそこひ」という名前です。

***1【病草紙】** いろいろな病気や奇形に関する説話を描いた絵巻の断簡。現在は二一の絵が現存している。鍼で目を治療され、失明した患者の絵も描かれている。

長い針で水晶体をつついて、目の奥に落とし込むようにしたらしいです。

仲野　世界をみるともっと古くて、紀元前六〇〇年のインド。一か八かで、もう目が見えへんぐらいやったら、針突っ込んで何とかしたろと思ったんでしょうね。外から見てもわかるような白内障で、濁りをとればよいのではないかと考えた。『スシュルタ・サンヒター』[*2]という医学書によると、湾曲した針でレンズを押して、濁ったところを視線からずらすという方法です。やられるとこ想像したら絶対にイヤ。外からアプローチしやすい場所やからいけたんでしょうけれど。

ほかにもたぶん記録に残ってないような手術がいっぱいあったんとちゃうかという気はします。失敗したらうやむやで、記録には残さないでしょうから。

長らく、床屋外科業界というのがありました。たとえば、痔の手術は床屋がやっていた。理髪店の前にあるくるくる回るやつがありますが、あれは床屋外科に由来してて、あの赤と青は動脈と静脈を表しているという説もあるくらいです。

床屋外科出身で有名なのは、一六世紀に活躍したフランスのアンブロワーズ・パレ[*3]です。「近代外科学の父」と呼ばれる人で、最後には国王の侍医にまで登りつめます。銃創の手術やヘルニアの手術など、さまざまな外科技術を開発しているのですが、「我包帯す、神、癒し賜う」という名言を遺しています。癒すのは自分でな

＊2【スシュルタ・サンヒター】三〜四世紀に成立した、インド二大古典医学書のひとつ。外科的治療について詳しく書かれており、架空の王ダンパンタリが弟子スシュルタに教えるという構成。

＊3【アンブロワーズ・パレ】フランスの外科医。一五一〇年頃生まれ。イタリアの野戦に従軍し、銃創の治療法を生み出した。義肢の考案も行なっている。一五九〇年没。

く神って、きっと謙虚な人やったんでしょうね。どうでもええことですが、「時に癒し、しばしば和らめ、常に慰む」というのもパレの言葉として紹介されることがあります。医師国家試験にも出題されたことがあるのですが、諸説あって、本当にパレが言ったのかどうかはわからんみたいですけど。

紀元前からあったお灸

仲野　東洋医学は予防がメインということですが、漢方薬以外で治療するとなったらお灸と鍼が代表的でしょうか。このふたつはどれくらい昔からあるんですか？

若林　お灸はめっちゃ古いです。たぶん薬よりも昔からある。『馬王堆帛書』のなかに『足臂十一脈灸経《そくひじゅういちみゃくきゅうきょう》』と名付けられた文献があって、そこに「こういう症状が出たら、ここに灸をすえよ」みたいなことが書いてあるんです。だから、紀元前二世紀にはすでにお灸はある程度体系化されていた。

仲野　そういえば、アルプス山中で見つかった紀元前三三世紀頃のものと言われているミイラ「アイスマン」もお灸をしていたという説がありますね。ドロミテに

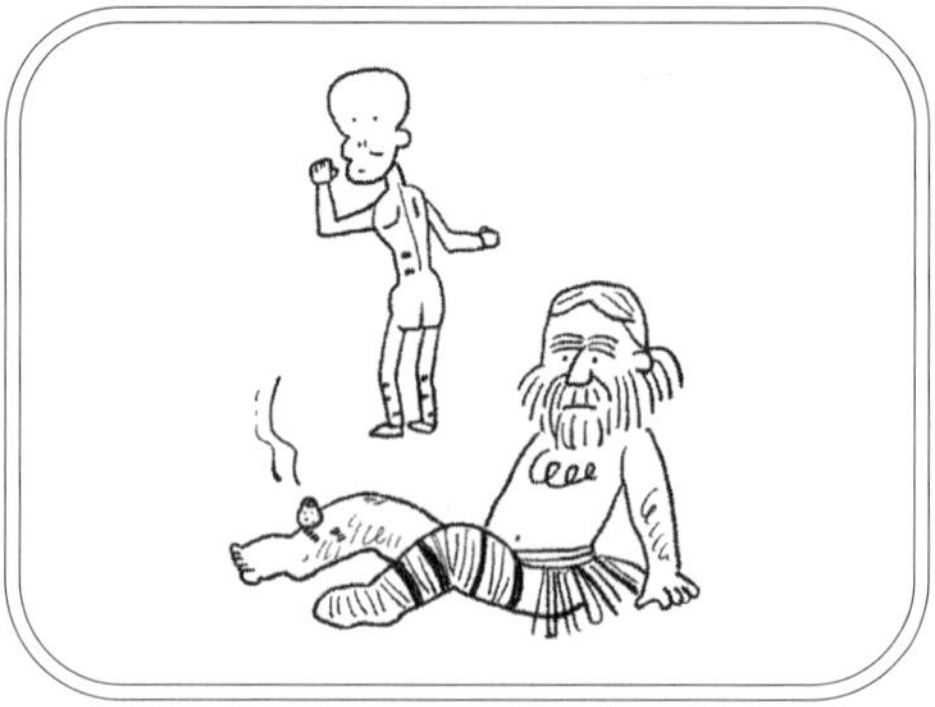

アイスマンはお灸をしていた？

行ったとき、冷凍保存されてる実物を見ましたが、すごく印象的でした。

若林　そうそう。アイスマンには、経絡と似たところに刺青が入ってるんですよね。

仲野　へぇ！　押したら気持ちいいところを線でたどっていったら、世界中どこでやっても同じようになるということなんでしょうか。

若林　たぶんそうなんだと思います。刺青が病気の治療のための灸点だったのかどうかははっきりわかっていないんですけど、中身をいろいろ調べたら、腰痛持ちだったとか胃が悪かったとか、いろいろわかってきたみたいです。

仲野　アイスマン本人からしたら、いま頃調べられても、大きなお世話やろと思ってるやろな。

若林　何千年も昔なのに持病まで暴かれちゃって。後ろから矢で打たれた形跡があるから、罪人だったんじゃないかとかまで言われて。

仲野　たぶん氷河へ落っこちて、氷詰めにされた上にそんな仕打ちって、あんまりちゃいますか。気の毒すぎ。

「本当のお灸」を知っている人は少ない

仲野　鍼とお灸のツボは基本的に一緒なんですか？

若林　同じです。でも、鍼に向いてる経穴と、お灸に向いてる経穴があります。気のはなしになってしまうのですが、気が溜まりやすい（専門的には「実《じっ》しやすい」）経穴と、気が足らなくなりやすい（専門的には「虚《きょ》しやすい」）経穴があり、溜まりやすい経穴には鍼を、足らなくなりやすい経穴にはお灸を使用することが多くなるのです。鍼は余分なものを減らす（専門的には「瀉法」）、お灸は足らないものを補う（専門的には「補法」）が得意な技術なので。

お灸は、皮下の温度が五二度以上になる温熱刺激を間欠的に加えることで効くことがわかっています。

加える刺激の温度によって生体の反応が変わってきますから、鍼灸師は、お灸のもぐさの硬さを変えて温度を調整しています。もぐさを固くひねると温度が上がります。燃焼の持続時間が長くなるから。逆に、空気を含ませるように柔らかくひねると、すぐに火が消えるので温熱のピークが短くなり、温度が下がります。機能亢進を起こしてるような場合には温度を高く、機能減弱が起きてる場合は温度を低くする、といったふうに使い分けています。

　電気で温度を調整する機械もあるんですが、高いんですよ。一台七、八万円します。

仲野　それやったら、もぐさ〔図1〕のほうがお手頃やわなあ。

若林　もぐさは、どこにでも生えているヨモギを原料としています。もぐさは触るとふわふわしたワタのような感触なのですが、手間をかけて、ヨモギの葉から表面に生えている毛だけを分離したものなのです。ヨモギをカラカラに乾燥させて石臼で挽き、何度も篩《ふるい》にかけて夾雑物を取り除いてつくられています。

仲野　うちのおばあちゃんも昔お灸やってましたわ。ハーシーチョコレートみたいな形と大きさのやつ〔図2〕。

若林　あ、それはいまはやらないですね。私たちが使うお灸は「点灸《てんきゅう》」〔図3〕と言って、底面積が米粒ぐらいしかないので、すぐに終わります。火をつけて、皮膚

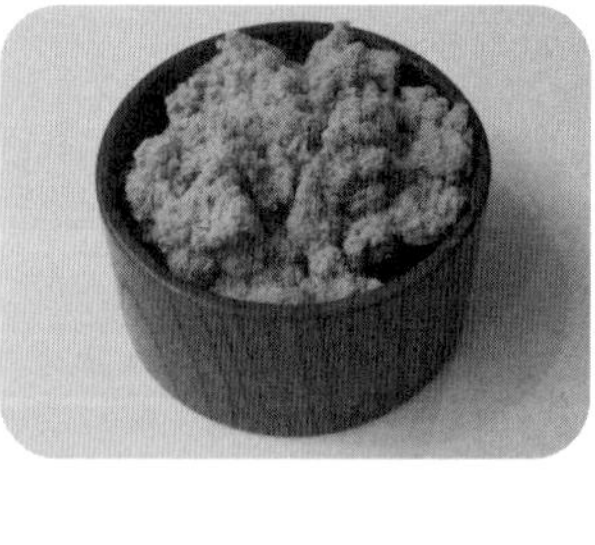

図1　もぐさ

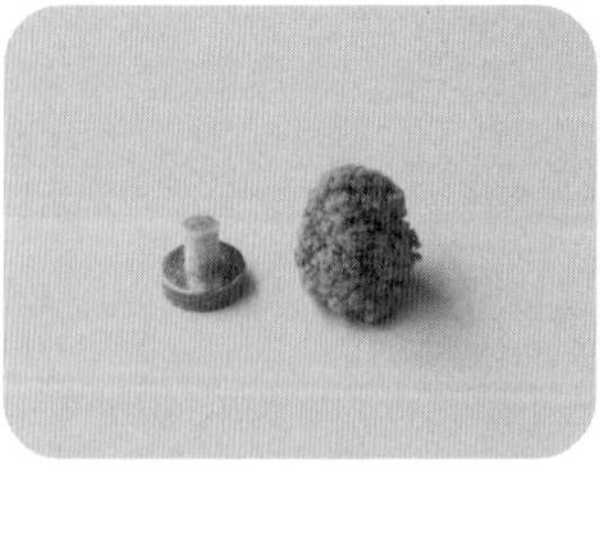

図2　もぐさのお灸（右）

に到達する前に消す。温度が上がって下がるというピークを一時的につくることで、効くようになります。

仲野　え、そんなに小さいんですかっ!?　そういう大事なことはもっと早くに教えてくれないと（笑）。ここまでお灸お灸と言いながら、ハーシーチョコを思い浮かべてましたやん。

勝手なイメージですけど、米粒サイズのお灸を知ってる人なんて、日本の人口のうち一〇〇〇万人切るんじゃないですか。

若林　そんなもんでしょうね（笑）。根拠はないですけど。

仲野　米粒大だと、一段と効かなさそうな気がするんですが。

若林　小さいほうが経穴にジャストで当たるので効くんです。昔はハーシーチョコくらいの大きさのお灸もあったんですが、大きなやけど痕が残るので、すたれまして。いま日本の鍼灸院で使われているのはほとんどがこれです。

仲野　子どもの頃、「おねしょしたら灸すえるぞ」とか言われてすごく怖かったけど、そのくらいの大きさやったら迫力に欠けるな。

若林　でもお灸の硬さを調整するのは素人では難しいので、私はペットボトル温灸をおすすめしてます。お湯の温度を変えればよいわけですから。ペットボトルでも、

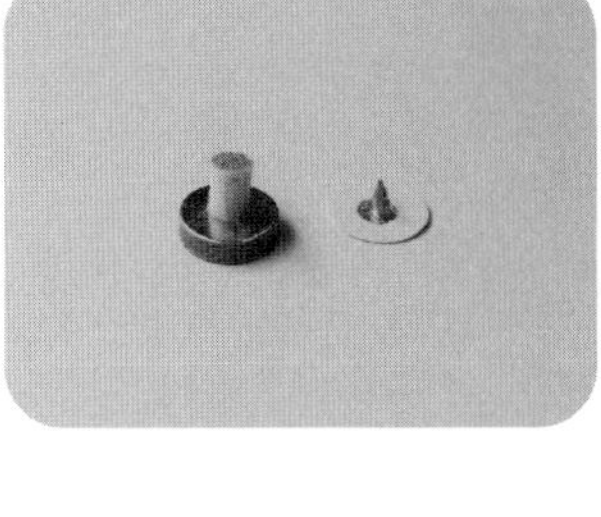

図3　点灸（右）と台座灸（左）

点灸の代わりになります。側面や、底面の角のところを当てるようにして使うんです〔図4〕。

仲野　ペットボトル温灸って、底を当てるんだと思ってました。

若林　側面を使うのがミソなんです。点灸は小さいので、素人がやってもうまく経穴に当たりません。でもペットボトルの側面を使えば、だいたいのところに当てても経穴を捉えられるでしょう。一般人向けに台座灸が市販されていて、これも底面積は広いのですが、温熱が届く範囲は三〜四ミリ。そうなると、素人がやってもなかなかうまくいかないんですよ。

仲野　どのくらいの時間当てるんですか？

若林　長くても五秒程度です。[*4]

仲野　え、そんな短いの？　ごめん、ちゃんと本読んでなくて。

若林　読んでー！（笑）　温熱療法とお灸は違うんですよね。Twitter（現X）で「ペットボトル温灸、温かくて気持ちいい」と書いてる人がいるんですが、いやいや読んでないでしょ！と思うんですよね。ペッドボトル温灸の温度帯は七〇度前後なので、熱くて五秒以上当ててられないです。

仲野　長く当ててると十分に火傷する温度ですね。

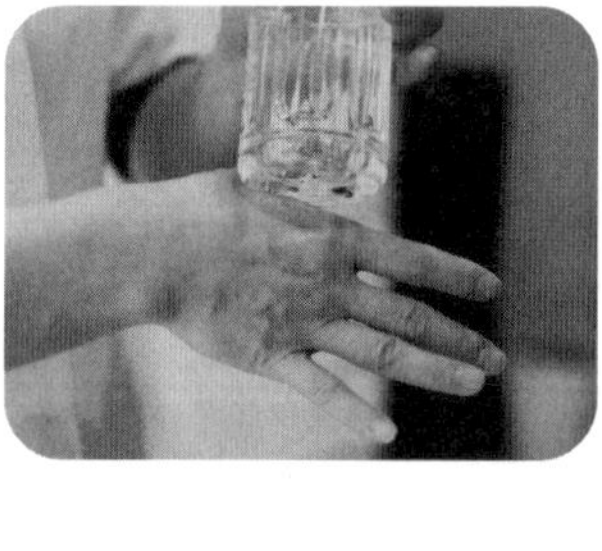
図4　ペッドボトル温灸

＊4【ペッドボトル温灸のやり方】若林理砂『安心のペットボトル温灸』（夜間飛行）を参照。

若林　お灸は、火傷する直前ぐらいの熱刺激を与えるものなんです。ぬるいと、ただの湯たんぽ。湯たんぽにもそれなりの作用があるから問題はないんですけど、お灸の効果とは別物です。

鍼の歴史

若林　先ほども言いましたが、鍼はお灸よりも登場が遅いです。紀元前二世紀の馬王堆の墓におさめられていた『陰陽十一脈灸経』『足臂十一脈灸経』も、施灸だけの記述です。鍼は、前漢王朝の皇族、劉勝《りゅうしょう》（紀元前一五九年前後—紀元前一一三年）の墓である満城漢墓から九鍼〔図5〕の一部が出土したのが一番古い出土品です。

仲野　たしかに、考えてみたら鍼のほうが技術的に難しいでしょうからね。まずは、かなり細い鍼をつくらないとあかん。

若林　そう。鍼よりも前に使われていたのは、打製石器のような砭石《へんせき》というものだったと言われています。これはいまの鍼とは全然違って、腫瘍を切って膿を出し

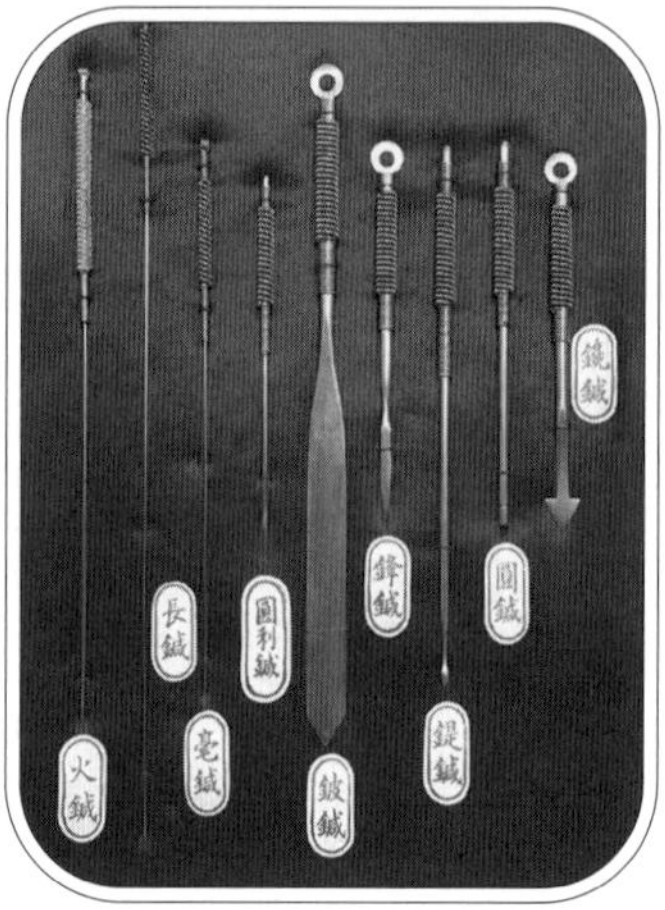

図5　古代九鍼

たりするのに使われていた。それが、その後だんだん細くなり、金属製に変わっていったと考えられているんですよ。

仲野　鍼っていうと、力士や格闘家が太い鍼をぶすーっと刺されている姿をイメージしがちな気がします。そんなイメージやから、「鍼なんて痛そうで無理」と思う人がけっこうおられるはず。

若林　あれはね、中国鍼です。日本鍼はもっと細いですよ。

仲野　日本鍼灸と中国鍼灸があるんですね。それも知らんかった。

若林　杉山和一《わいち》*5という江戸時代の鍼灸医がいまして、その人が日本鍼灸の開祖だと言われています。この人、鍼が下手だったそうです。あまりに下手で自分の行く末を案じて、鎌倉弁天のほら穴にこもって断食して願かけをしたんです。満願の日に石につまずいたら、松葉が入った筒状のものをにぎりしめていたと。これにより日本の管鍼法が発明されたという伝説があります。管を通して鍼を打つと下手くそで

*5【杉山和一】鍼灸医。一六一〇年生まれ。若くして失明し、医学の道を志す。鍼・按摩技術の取得、教育のための視覚障害者教育施設「杉山流鍼治導引稽古所」を世界ではじめて開設し、視覚障害者の職業として鍼灸医・按摩師を定着させた。一六九四年没。

も痛みが少なく打てるんですよ。

仲野　開祖なのに下手やった（笑）。何なんですか、それは。日本鍼と中国鍼はどう違うんですか？

若林　わかりやすく言うと、中国鍼のほうが鍼が太いです。日本鍼の場合、「一番」という鍼が〇・一六ミリです。私はもっと細い鍼を使っていて、〇・一ミリです（図6）。中国鍼は五番が一番細くて、それでも〇・二五～〇・三ミリ。

仲野　〇・三ミリくらいになってくると痛いんですか？

若林　はい、痛いです。

仲野　昔は技術的に〇・一ミリなんて鍼はつくれなかったでしょう？

若林　そうですね、もっと太かったはずです。昔は刺繍針みたいに太いのを研いで使っていたそうです。いまのようにステンレスじゃなく鉄や金、銀でした。

仲野　太くて痛そうやなあ。ステンレスになって安くなり、劇的に使いやすくなったでしょうね。

若林　実は鍼を刺さなくても効くんですよ。鍼じゃなくて爪楊枝でツボを押してもいいです。先の丸い鍼を当てて、それを木槌で打つ「打鍼法」というのもあるんですよ。仲野先生は置き鍼って使ったことないですか？　ほとんどトゲみたいな細さ

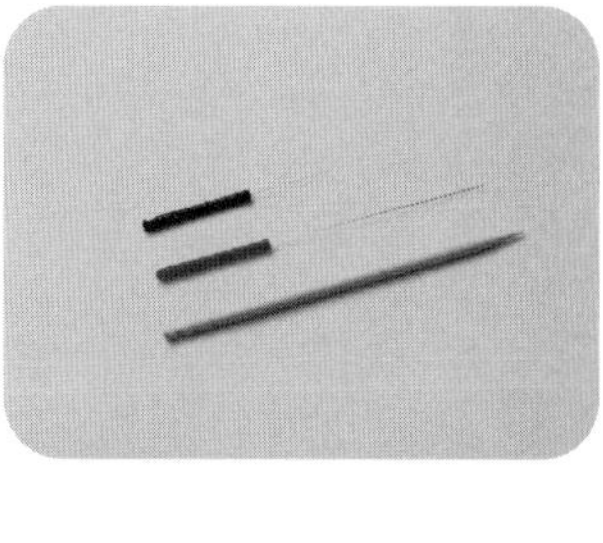

図6　日本の鍼（爪楊枝との比較）

の鍼がシールに入っていて、そんなものでも痛みがとれてしまうんです。
　つまり、究極的には鍼である必要はなくて、適切な位置に刺激が加わっていれば、皮膚表面を軽く押すだけでも痛みが軽減する可能性があります。ピップエレキバンも同じ原理で、磁石でなく米粒でも効くことがあります。

仲野　それ、ピップエレキバンの会社が聞いたら嫌がるやろな。

鍼はどうして効くか

仲野　そう考えると、ますます鍼がどういう原理で効いてるかわからない。

若林　皮膚表面への刺激が中枢神経系に作用することで、痛みを止めるための物質が脳内に出ると言われています。もうひとつは、下行性疼痛抑制系[*6]の賦活《ふかつ》（活性化）によって痛みがとれます。
　でも、どの刺激が効いているのかをはっきりと明らかにするのは難しいです。いま言ったように刺激については、鍼の刺激じゃなくて圧刺激を加えても、ある程度の効果があるからです。痛いところを押さえると痛みがちょっと軽減したりするで

＊6 **【下行性疼痛抑制系】** 生体が痛みを感じたときに、脳幹部から脊髄を下降して痛みの伝達を抑制する神経系のシステム。

しょう。日本鍼を刺すときに無痛で刺せる原理もそれです（ゲートコントロールセオリーと言います）。なので、圧刺激と鍼の刺激、どちらがどの程度効いてるのか、明確には区別できないんですよね。複合的に効いているのだと思われますね。

仲野　痛みが出ないように鍼を打つわけか。ということは、刺すときの痛みが効果に繋がるわけではない。痛覚刺激は必要ないということなんや。直観的には、痛かったり熱かったりするほうが効く感じがするんですけど。

若林　そう思われるんですが、まったく関係ないんです。痛みがあるとからだに緊張が走ってしまうからよくない場合もあります。鍼の刺激は通常の痛覚とは違う刺激です。たとえばマッサージのとき、指で押されたら重だるいような感覚があるでしょう。あれを鍼でつくり出して、疼痛を取ったり、筋肉のコリをほぐしたりします。ちょっと専門的なことを言うと、主に自由神経終末[*7]のC繊維がこうした感覚を伝えるそうです。このC繊維は、痛みだけでなくかゆみや快感を起こす触感覚、温感覚を伝えるんですよね。

仲野　痛覚刺激で効かせるのかと思ってたけど、むしろ触覚、もしくは振動覚に働きかけているんですかね。ちなみにお灸は温覚が基本ということでよろしい？

若林　そうです。あとは、からだのなかに軽いやけどをつくることで白血球の「遊

＊7【自由神経終末】刺激を受容するための特別な構造をもたない神経繊維の末端。

走性[*8]」を高めているそうです。

仲野　やけどということは、炎症を引き起こすということか。

若林　そう。それによってヒストトキシン[*9]という物質が発生し、免疫機能や組織の修復能力が上がるのだそうです。血行が促進されて、患部にあった痛み物質が血流で押し流されるから痛みがとれると考えられている。

仲野　哲学だと豪語する東洋医学が、そんな自然科学を……。

若林　私たちのなかにも自然科学の話を追ってる人もいますね。東洋医学にはエビデンスがないエビデンスがない、と繰り返し言われますから、こちらも学会でエビデンスを発表したりと努力をしているわけなんです。

科学で解明できていない鍼の効果

若林　経絡に関しては解剖学的・生理学的にある程度は科学との類似性を示せるのですが、経穴に刺激を与えることで、なぜ刺したところから離れた特定の症状や部位に効くのか、ということは証明できないです。ここは切り離して考えないといけ

＊8【遊走性】細胞がある場所からある場所へ移動する性質のこと。

＊9【ヒストトキシン】熱や化学物質などのストレスが加わることで発生し、傷んだ細胞を修復してくれるタンパク質。免疫機能の亢進、催眠作用がある。

ない。

仲野　調べたら絶対なにかありそうですよね。それが「なに」かは想像するのも難しいけど。

若林　鍼灸刺激の感覚については受容体がどれなのかという議論がされています。痛覚刺激と圧刺激が効いてるとしたら、ふたつの刺激を同時に受け取る神経終末ってあんのかいなという疑問が出てきて、「ポリモーダル受容器」というのがあるだろう、というのが有力説なのです。施灸に関してはまだ明らかになってはいないですが、「ＴＲＰ（トリップ）チャネル」という膜タンパク質が受容体なのではないかと注目されています。これは温度と触覚の受容体で、二〇二一年のノーベル生理学・医学賞の対象になっています。これが刺激を受けると、細胞膜にイオンの通り道ができて、電気シグナルが細胞内に伝わるのだとか。ＴＲＰチャネルは複数種類ありますが、そのなかのＴＲＰＶ2というチャネルが五二度以上の刺激に反応するので、これが鍼灸刺激に対する主な受容器ではないかと推測されます。ＴＲＰＶ2が刺激されるとアデノシンが局所的に増えて、鎮痛もされる。理屈も通っています。

どうしてこういう発想になったかというと、これまでは電気信号は神経を介さなければ伝わらないとされていたのです。でも鍼やお灸に使う経絡は、神経走行にピッタリあっているわけではありません。だから鍼による刺激がなぜ伝わるのか謎だった、と。でも、この受容器があるなら、神経を介さないでも刺激が伝わるかもしれない。

仲野　そんな都合のいい受容器あるかなあ。それに、イオンチャネルだけで説明するのも、極めて難しいように思います。痛覚刺激や圧刺激も感じているのは、最終的には肌じゃなくて脳ですよね。だから、脳内でいくつかの刺激の情報が統合されて効いてる可能性のほうが高いかと思います。

若林　その可能性はありますね。

それでもわからないことはまだあります。ひとつは、ＴＲＰチャネルによる刺激の伝達は、経絡のように一定方向のラインに従って伝達されるわけではないということ。だから、からだのある部分に加わった刺激が経絡を通じて患部に作用するのはなぜなのかは、やっぱりわからないということ。

もうひとつは、そもそも「痛みが消える」ということをどう捉えるかという問題です。痛みというのは扱いが難しいんですよ。情動や脳の状態が勘案されてしまうものですから。片足吹っ飛ばされても何も感じないことがあるし、痛みには社会的なものも含まれていたりする。だから、社会や文化的なところまで考えると、受容器を鍼灸で刺激することによって痛みが消えるということをどう捉えたらよいのかは、非常に難しい。

仲野 確かに痛みって複雑です。我々は、鍼灸というものが存在して、たぶん効果があると知ってますよね。でも、鍼灸を知らない人に対して施術しても効くんでしょうか。たとえば、ジャングルの奥地に住む先住民に説明なく鍼灸をしてみたりしても効果があるんでしょうか。

若林 それは面白そうですね。指圧されたときの「じわっ」とした感覚を私たちは「響き」と呼んだりします。押しているのはある一点なのに、何かが広がっていく感じがする。なんとも名状しがたい感覚じゃないですか。私たちと文化を異にする部族にとっても、その刺激の広がり方が同じだったら、やっぱ何かあるんじゃないかと思いますよね。

それと似たような話があります。古い研究[*10]なのですが、目が不自由で鍼灸のことをまったく知らないと考えられている人の経絡・経穴に刺激を与えて、ツボを押されたときのじわっとした感覚が、どう広がっていくかを調べたのです。その感覚の広がりが、経絡走行によく似ていたことから経絡が発見された、というふうに私たちは鍼灸学校で習いました。

＊10【古い研究】『藤田六郎論考集 第2集 経絡現象』医道の日本社、昭和39年。

被験者が本当に鍼灸を知らなかったかどうかは、もう調べようがないので、都合のよい実験ではありますが。

仲野　そうですね。でも、それだと確かに生理的なことのような気がします。ほかの方法を考えるなら、先天的に痛みを感じない無痛症の人に対して鍼灸をして、どう効くのかを調べることができるかもしれません。痛みを感じる神経がないとしたら、押圧刺激による効果だということがわかるかもしれない。

若林　それは興味深いですね。

仲野　でも「鍼のことを知らない人」という条件はクリアできないですね。鍼の効果について説明したら、なんらかのプラセボ効果が出て効いてしまうかもしれないから、「知らない状態」であってほしい。お腹の痛みがある子どもにおまじないをすると治るようなことってありますからね。とはいえ、鍼のことを何も知らん人に施術するのは難しいかも。黙って鍼を刺したりしたら、人間関係にひびが入るような気がします（笑）。

若林　悪魔の所業ですよね。人のからだに鍼刺すわけだから（笑）。インフォームドコンセント取れない時点で、研究倫理規定にも反するんじゃないですか。

仲野　説明したらあかんっていうのは致命的ですね。発想としては面白いけど、無理かな。

若林　実際、鍼は「プラセボ＋α」のところはあるようです。

仲野　プラセボ効果もあるやろうということは認められてるんや。

若林　効果を確かめるために、偽物の鍼を使った治療実験もやっていて。偽物の鍼というのは、皮膚に触ってはいるけど刺さらない。でも打たれた感触はある。そういう二重盲検ができるような鍼がつくられました。

そうしたら、普通の鍼と偽鍼だと差は出た。でも偽鍼でも一定の効果が出たんです。だから、ある種のプラセボはあるとは言われています。先ほども言いましたが、押圧だけでも効いてしまうから難しいのだけど、皮膚の表面を軽く押した分を差し引いても、プラセボが何割かは入ってるとは考えられるようです。

鍼灸は効きゃあいい

若林　だから治療においては「なぜ効くのか」は一旦脇に置いています。古典医学だということを重んじると思想にがんじがらめになるし、一方で西洋医学的に鍼灸を考えようとすると、経絡を脇に置かないと話が進まなくなってしまう。

仲野 根本原理を捨てることになる、ということですか？

若林 そうです。経絡を排除してしまうと、神経や筋肉を対象とした鍼だけになってしまいます。東大などがそういう鍼を研究していますが、この場合、経絡は完全に無視しています。トリガーポイントといって、神経走行上の特異的に出てくる反応点や筋肉に沿ってかなり深い鍼をする。たとえば、難治性の頭痛を治すときは、後頭下筋群[*11]にあるトリガーポイントだけを適切に刺激していくんです。

仲野 東洋医学の古典的な鍼じゃなくて、新しいやり方という感じですね。そういうのを臨床に取り入れていく流れもありますか？

若林 はい。臨床家だと、経験医学がもとになっている東洋医学と、東大でやっているような西洋医学的な鍼灸が併存している状況です。

仲野 流派とかもあります？

若林 ありますね、穏健なところからラディカルなところまで。強烈に太い鍼を大量に刺す流派から、かざすだけでも鍼は効くとする流派も。鍼灸学校のカリキュラムは統一なんですけど、学校ごとにカラーもあるから。

私的には歴史的な鍼でも西洋式の鍼でも効きゃあいいと思っているんですけど、

***11【後頭下筋群】** 後頭部と首の付け根の奥にある筋肉。

研究者はどっちかになっちゃうんですよ。完全に東洋医学的なところを排除するか、もしくは東洋思想的なほうに寄ってってしまうか。前者は陰陽五行なんて使う必要ないんだよと思っていて、後者は西洋医学的な鍼なんて物理療法でしょとバカにしてる。両者は相容れない立場ですね。

仲野　物理療法系の人は陰陽五行を知らないでしょう。知る必要がないから。

若林　知らないというか嫌ってますね。経絡も使わない。

仲野　むっちゃわかる気がするなあ。でも、物理療法で鍼灸する位置が経絡と似てくる場合も当然ありますよね？

若林　ありますね。でもやっぱり違いもあります。たとえば柔道整復の人たちは理学療法的な手法を日常的に使っておられるので西洋化されていて、柔整免許と鍼灸免許を持っている人でも東洋医学的な鍼を使わないんです。ほとんど物理療法に近い鍼です。ただ、それでは効かない症状もあるみたい。

同級生だった柔道整復をやっている子から物理療法に近い鍼では効かなかったようで「かくかくしかじかの症状なんだけど、これどういうふうに治したらいい？」と聞かれたことがありました。そのとき、伝統的な経絡を使う治療で処置してもらったらきれいに治ったそうです。

仲野　経験医学が勝ったわけか。でも、いがみ合っていてはもったいないんと違いますかね。

若林　もったいないと思います。効くんだったら両方使えばいい。伝統的な鍼灸に思想的な側面があるのは間違いないんですけど、医学的な部分に関しては思想だけでは治せないだろうと思います。陰陽五行に縛られる必要もないし、逆に思想的に怪しいからと科学ですべて解明できる場所にだけ鍼灸をする必要もない。

とはいえ鍼灸を科学的に一切説明できないかというとそんなこともなくて、私もやっぱり「デルマトーム」を応用して使うこともあります。私たちのからだというのは、脊椎から複数の神経根が出ていて、それぞれが皮膚表面へと伝わっている。だから神経支配領域の末梢のところを刺激すれば、求心性の刺激が伝わるという原理なんですね。たとえば、神経麻痺の症状がある場合、神経走行上のどこの部分から麻痺が発生しているのかをまず調べます。それから神経絞扼《こうやく》（圧迫）が起こっている場所を特定して、鍼を刺したりします。

仲野　神経支配と関係してる可能性はあるんや。

若林　はい。でも、念押しして言うと経絡とは完全には一致しないんですよ。

仲野　神経絞扼している場所は推測できるんですか。

若林　皮膚表面の電気の通りを調べる先生もいますね。私たちは触診して調べるんですが、麻痺が起こっていそうな部分は触感が違うんですよ。触診して麻痺している部分をマーキングするのですが、患者さんに「まさに、この部分です」と言われるの。また感覚的すぎる、と仲野先生に言われそうだから嫌なんですけど（笑）。

仲野　医学的な還元主義で考えると、触診してわかるのは、温度と硬さと湿り気ぐらいですからね。

若林　そうそう。だから、私の手は一体何を感知してるのか、と。皮膚の表面の電気の伝導率を感知しているとか？

仲野　それは感知でけへんでしょう！　人間テスターじゃないんやから。

若林　そうでしょう？　だから、感知できるのは科学的にはおかしいんですよ。でも、実際麻痺してるところを触るとわかる。

仲野　それを聞いていて、モンティ・ライマンの『皮膚、人間のすべてを語る』（みすず書房）という本を思い出しました。この本に、ふたりの人が目隠しして手を繋いで、ひとりがもうひとりに怒りや喜びの感情を伝える実験が取り上げられています。どんな感情を抱いているか、ほぼ当たるのだそうです。

おそらく皮膚の感覚は想像してる以上に複雑なんでしょうね。人によってはミクロン単位のへこみすら感じとれるとかいうし。この本には、触覚のほかに、圧覚、痛覚、温覚、冷覚といった四種類の受容器があってそれぞれがどんな神経末端であるかも顕微鏡で見たらわかると紹介されています。こういう実証性が追い求められてきたから、実体のないものを信じろと言われてもなかなか難しいところがあるんです。科学万能主義にとらわれすぎてるのかもしれませんけど。

東洋医学を有名にした鍼麻酔

若林　いまでこそほとんど話題にならない鍼灸ですが、スポットライトを浴びた時期もありました。一九七〇年代に「鍼麻酔」が注目されて、そのときに爆発的に認知されたんです。いまは完全に廃れていますが。

仲野　あぁ、人気ありましたね。テレビでよくやってました。

若林　一九七一年にニクソン大統領補佐官だったヘンリー・キッシンジャー[*12]が訪中した時期、同じく訪中していたニューヨーク・タイムズのジェームズ・レストン[*13]という有名な記者が急性虫垂炎になってしまい手術をしました。彼は術後の痛みや不

＊12【ヘンリー・キッシンジャー】アメリカの政治家。一九六九年にリチャード・ニクソン大統領により国家安全保障担当の大統領補佐官に任命される。一九七三年には国務長官も兼任し、冷戦時代のアメリカの外交に影響をふるった。二〇二三年没。

快感を訴えて鍼灸治療を受けることになり、その後症状が改善したそうです。その体験談と、鍼麻酔について記事にしたところ、大反響になった。

鍼麻酔については、普通の麻酔と鍼麻酔を併用するというかたちで使われていたそうです。普通の麻酔が少量になることで、回復がとても早くなるという記事だったようです。チャイニーズ・メディスンはすごいぞと。

仲野 それまではアメリカでは鍼治療は行なわれてなかったんですか？

若林 南北戦争の頃、日本でいうと江戸末期に、神経学者のミッチェルという方が鍼治療を勧めた記録があるようですね。一九〇〇年に出た医学の教科書に鍼治療が腰痛に効くとあるみたいですし。でも認知されたのは、この鍼麻酔の報道がきっかけですね。

仲野 虫垂炎の鍼麻酔って、どこにするんですか。

若林 手の合谷《ごうこく》〔図7〕と下肢の足三里〔図8〕を使うのが標準的なのですけど、いろいろ部位があるようです。

仲野 西洋医学的に見たら神経走行が全然違う場所なんですけど……。

若林 刺鍼《ししん》をしているのは第一背側骨間筋と前脛骨筋のとこですからね。そこを刺激して、なんで内臓付近の痛みがとれるんだよ、と思いますよね。

***13【ジェームズ・レストン】** アメリカのジャーナリスト。ニューヨーク・タイムズではワシントン支局長などを務め、ピュリッツァー賞、ワシントン支局賞を受賞。

筑波大学医学部がずっと研究をしていました。鍼を刺して、電気でパルス信号を流すそうです。

仲野　刺すだけではないんですか。

若林　最初は手だけでやってたみたいです。回旋術と言うんですけど、鍼をすごい速度で回転させ続けるんです。要は刺激を与え続ける。それを電気のパルス信号に置き換えたわけですね。そうしたら、麻酔をまったく使わなくても虫垂炎の手術くらいだったらできるようになりました。虫垂炎だけでなく、歯科領域にも応用されて、抜歯時の麻酔にもしばらく使われていました。日本大学の歯学部で熱心に研究していたそうで、一時期は日大の歯科医師は鍼灸も教わってたんですよ。

仲野　大々的に取り入れようという時代があったわけですね。

若林　そうそう。歯科の麻酔で使うのはたしかに便利だと思います。筋反射をなくさなくても、痛みだけとれれば抜歯はできるので。

ただし歯科医師は歯科以外の治療を行なってはいけないですから、鍼灸も法律上難しかったようで、結局やらなくなったのですが。研究書も何冊も出てて、合谷と手三里〔図9〕に電気信号を通すと、歯の痛みを取ってくれると言われています。

仲野　ほおーっ（笑）。

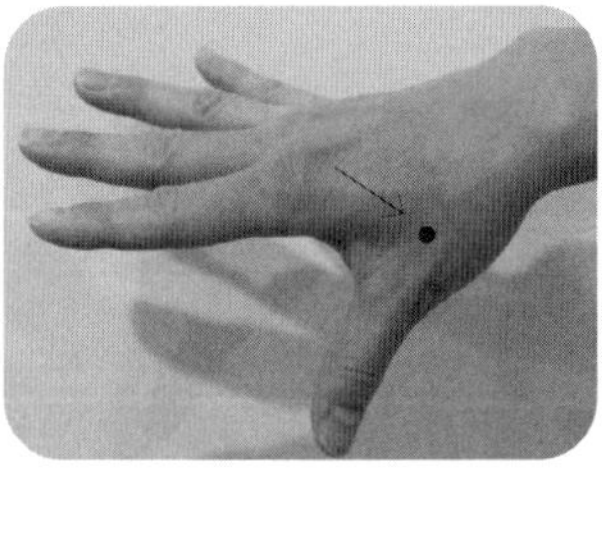

図7　合谷

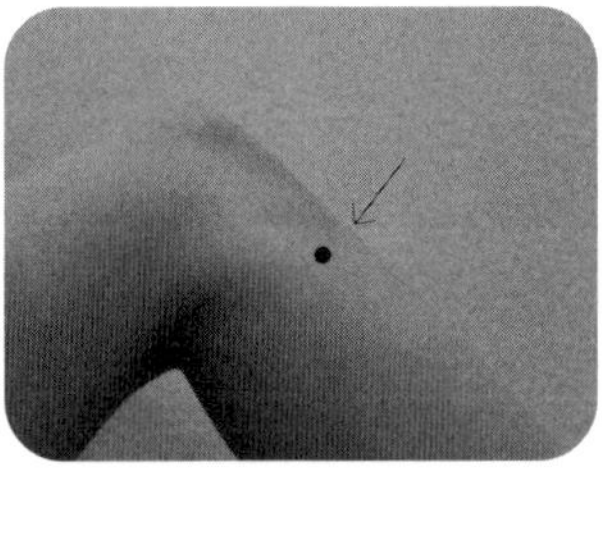

図8　足三里

若林　笑わないでよ、これで取れるんだから！

仲野　スンマセン。

若林　ちなみに、側頭部あたりの痛みや、片頭痛、肩の痛みも同じツボで解消されますよ。同じ経絡上にあるので、痛みを抑えることができるわけですね。

　東大附属病院にいた粕谷大智先生の講義で、三叉神経の第三枝の周囲を使って内耳の血流を改善させて、耳鳴りや頭痛を取るという治療も紹介されていました。その周辺に経穴もやっぱりあるわけです。

仲野　その位置は神経がえらく込み入ってるはずですが、もし間違えて神経を刺したらどうなるんです？

若林　えらいことになりますね。すごく痛い。深さは注意しないといけない。

仲野　太いもんじゃないから、ずばり刺してしまうようなことはめったにないとは思いますけど、危険性は感じるなあ。神経を刺したらあかんというのは、あるわけですよね？

若林　神経はだめですね。その人の体型・体格によって違いますが、神経や内臓への鍼は禁忌とされています。

仲野　仮に、神経や血管を刺してしまったらどうするんです？

図9　手三里

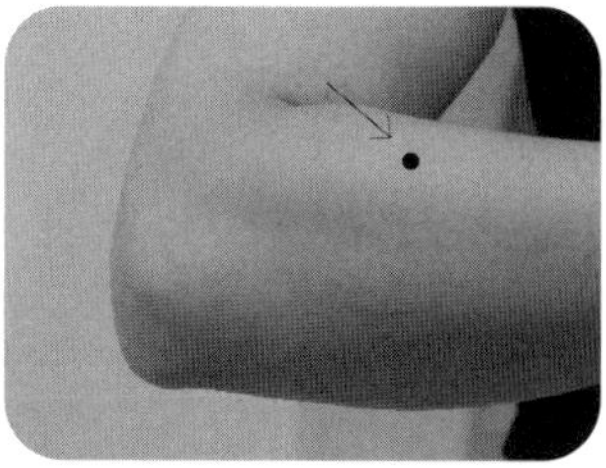

若林　そこは刺さないようにするんです。神経は深さに気をつけて刺すことで過誤を防ぎます。太い神経は固いので表面で鍼がすべるらしいです。なので刺さないとのこと。血管は刺さないために、左手で押さえてまっすぐ鍼を入れていくんです。そうすることで、静脈を傷つけることが避けられるので。

仲野　鍼が避ける？

若林　血管そのものを避けておく、ということですね。経験上、これで絶対刺さないです。でも、なかで組織が絡んだときに内出血が起こることがあります。そのときは手の感覚でわかります。ひっかかったときに「ぷっ」という感じがする。その場合は、注射のときと同じで、ぐっと押圧をかけて、内出血が広がらないようにしてあげます。

ただ、ときどき患者さんでワーファリンを服用されている人がいて、そうすると血が止まりにくい。

仲野　ワーファリンは昔からある抗凝固剤ですね。ビタミンKの働きを抑制して、血液が固まるのを防ぎます。心筋梗塞、脳塞栓などの予防に使われる薬です。

若林　押圧をかければ、しばらくすると止血するんですけど、高齢の方の場合は、念のためにお灸を重ねてしておくことがあります。お灸をすると、血小板が寄ってきて止血するので。

仲野 ……ほんま？

若林 本当本当。血液の凝固を促す作用があるので。

仲野 それは、熱でそうなる？

若林 熱ではなく、血小板とフィブリン[*14]が固まるようです。

だから、抗凝固作用のある薬を飲まれてる方は、お灸をたくさんやらないようにします。せっかくお薬で凝固を抑えてるのに血栓ができやすくなることがあるから。

仲野 はじめて聞きましたわ。面白いなあ。

鍼に副作用はある？

仲野 鍼って効きやすい人、効きにくい人がありますか？

若林 はい、個人差がかなりあります。持続期間が短い人・長い人もいるし、一回やったら治ってしまう人もいるし、何度やっても症状がもどってしまう人もいる。

仲野 弱い刺激でも効く人に、強い刺激を与えるとどうなるんですか？

***14【フィブリン】** 血液凝固に関与するタンパク質。

若林　効きすぎちゃいますね。文献でも、武官と文官では刺激の感受性が違うと書かれています。武官は筋骨隆々だから効きにくい、でも文官はいいもの食って動かないから弱く、鍼も効きやすいと。

仲野　この人は効きやすそうとか、わかります？

若林　わかりますよ、筋肉の量は関わってきます。筋肉がない人は効きやすいです。肌の感じでわかりますね。キメが細かいタイプは鍼刺激に弱い。

仲野　個体差があるということは、直接の生理学的な効き目ではないのかもしれませんね。もしそうなら、そんなに個体差が出ないでしょう。

若林　民族によっても反応が違うようです。白人は刺激に弱い一方で、黒人は刺激に強いという報告もあります。世界のスタンダードは中国鍼なので、日本鍼よりは効き目が強いもので試した結果ということですが。

仲野　う〜ん、疑い深いようですけど、ホンマかなあ。ゲノム解析では人種の違いって思いのほか小さいんですよね。ただ、文化的な差異が影響する可能性はありますけど。そうすると、中国鍼に慣れている人は、日本鍼だと効かないということもありますか？

若林　いや、効きますね。強刺激に慣れている人でも、弱刺激で効果が出ます。鍼の刺し方もいろいろなやり方があって、棘のような鍼を皮膚に浅く打つこともあれば、筋肉まで刺すものもあり、骨まで到達するものもあります。そういうさまざまな鍼があるんだけど、どれもこれも同じ「鍼」とされてしまっているから、鍼灸師じゃないと違いがよくわからないかもしれません。

仲野 鍼にも副作用ってあるんですか？

若林 ものすごい極端にからだの免疫系が落ちてる人は蜂窩織炎《ほうかしきえん》[*15]などが起こる可能性はあると言われていますが、いまは鍼も使い捨てなのでほぼないです。

あとは、人によって効き目が違うので、少しの刺激でも脳貧血などを起こす人もいます。

仲野 それはあり得るやろうな。

若林 はい。血液の流れを変えたりするので、たとえば座ってる状態で肩こりに効く鍼をしたときに倒れる人がたまにいるんですよね。

仲野 迷走神経反射[*16]か。下手したら、若林先生に失神させられましたわっていうクレームが。

若林 訴訟になったら困るんで（笑）、施術のときは横になってもらいます。強い鍼と弱い鍼があるので、人によって使い分けています。筋肉質の男性には太めの鍼

＊15【**蜂窩織炎**】皮膚とそのすぐ下の組織に細菌が感染し、炎症を起こす状態。レンサ球菌やブドウ球菌によって引き起こされることが多い。

＊16【**迷走神経反射**】ストレスや強い疼痛などの刺激によって副交感神経が活発になり、心拍数の低下や血圧低下などを引き起こす。

を使うことが多いですが、女性の場合は細い鍼を使ったり。

ほかにわかりやすい医療事故に気胸がありますね。鍼を肺まで貫通させてしまうことが原因です。肩に鍼をして電気を通電すると、筋肉が鍼を食って奥に入ってしまうことがあるそうなんです。それで肺尖部に到達してしまう可能性がある。

仲野 肩からなら、相当深く入らないと肺には到達しませんよね。

若林 そうです。よほどのことがなければ気胸は起こらないんですけど、粗雑なやり方をするとそういうことが起きてしまう。スポーツ鍼灸だと、肩まわりに強い鍼をする人もいるから。

仲野 スポーツ鍼灸というジャンルもあるんですか？

若林 あります。アスリートのケガやコンディショニングに特化した鍼灸です。鍼が太くて、電気通電をよく使いますね。スポーツ選手は筋肉が大きいから、刺激量を強くするんです。

仲野 スポーツといえば、昔、禁断の鍼が話題になったことありましたよね。巨人軍の投手だった江川卓[*17]が引退会見で「投げ切るためには、ここに鍼打つしかない。でもそこに打ったら来年は投げられなくなると医者に言われた」とかなんとか言って、鍼のせいで引退になったと騒がれた。いまはもう誰も知らんかもしらんけど、

＊17【江川卓】読売ジャイアンツで活躍した投手。プロ野球史上六人目の投手五冠、MVPなどの実績を残した。一九八七年に引退してからは、野球解説を務める。

あのときはずいぶんと話題になりました。

若林　そう、あのときめちゃめちゃ話題になった！　あとで、江川さんがそうじゃなかったと訂正したんですよね。あれね、鍼灸師の学会からすごい文句言ったんですよ。単純にもう肩が壊れていたというのが真相だった。でも、肩に鍼を打つと駄目になると当時は言われた。ひどいでしょ。おかげで、我々鍼灸師はしばらく冷や飯食ったんだと、私の学生時代の先生は言ってました。

江川の場合は違うんだけど、昔は本当に一か八かの鍼灸みたいなやつもあったんですね。溺死した人を蘇生するのに、会陰《えいん》にブスッと刺す……なんてのがあったんですよ。

仲野　ひぇーっ。死んでなかったら絶対に怒るで。

フェルプスもやっていた吸い玉

仲野　中国の民間療法には吸い玉もありますよね。ガラスの玉のなかを火であぶったものを皮膚にくっつけて陰圧にして吸い出すやつ〔図10〕。たこの吸盤みたいな。

あれも鍼灸系なんですか？

若林　部分的にはそうです。昔の文献には吸角《きゅうかく》と書かれていて、肛門に当てて痔核を吸い出すために使われていたとあります。

仲野　そんなんで治るやろか。

若林　出てきたものを糸で縛って脱落させるんですって。

仲野　なるほど、ちょっとどうやるのか見てみたい気もする……。吸角っていうほどだから、動物の角《つの》を使ってたんでしょうね。

若林　そうです。抜火缶《バーカカン》（抜缶《ばっかん》、火缶《かかん》）とも言われたりするのですが、これは途中から中国医学のなかにアラビア医学が混じり込んでできたものなんですね。そのとき角ではなくて筒状のものになった。竹筒とかでもやってたみたいです。そのうちガラスの玉になって、吸い玉という通称になりました。

だから吸角と抜火缶は似たような手法なんですけど、違うものなんですよ。吸角は中国医術ですけど、抜火缶は西洋の瀉血系です。抜火缶はすこし傷をつけて瘀血《おけつ》を吸い出す。中国医学ってわりと節操なく取り入れちゃうので、途中でこれと混同して吸角も抜火缶も一緒になってしまった。

仲野　へぇ、そうなんですか。瀉血とも関係があったんや。

若林　すごい前だけど水泳のマイケル・フェルプス[*18]がやってて有名になりましたよね。からだに痣があるのを見て、中国医学の人が「フェルプスが東洋医学を使っている！」となった。
仲野　一応おうかがいしますが、あれは効くんでしょうか？
若林　効かんです（笑）。

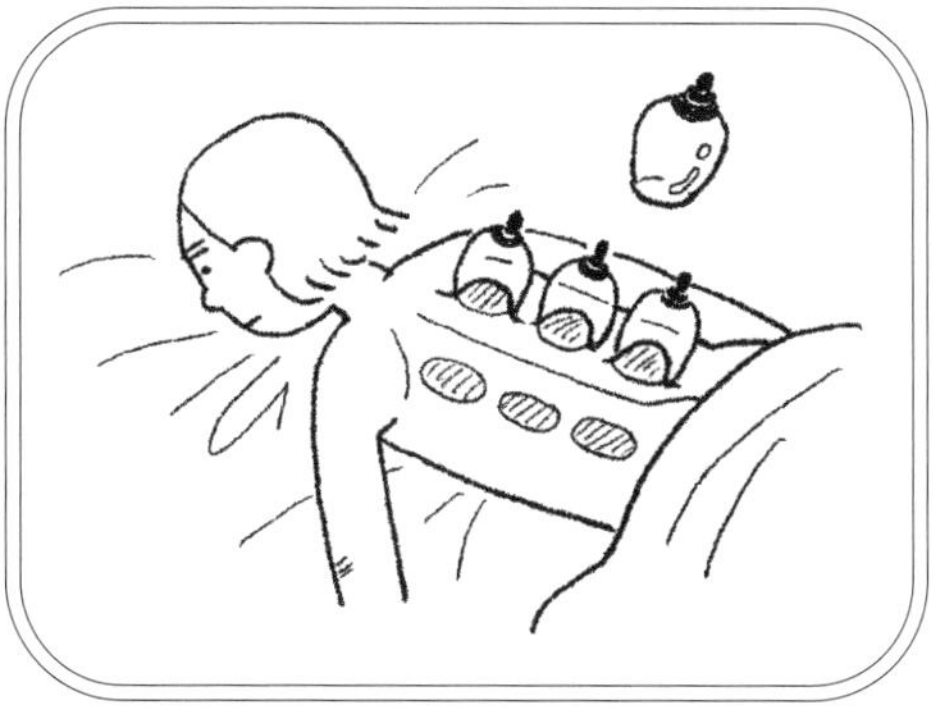

図10　吸い玉

仲野　やっぱり（笑）。
若林　効かないというエビデンスがあるんですよね。治療前と後で変わらなかったんですよ。
仲野　どっちかというと、からだに悪いんじゃないですかね。毛細血管に傷つけて内出血させてるわけだから。
若林　瀉血の場合は、何かしら鬱血してるものを体外に出すものなので、本当に鬱血してるなら処置としてありうるんですけどね。吸い玉は痣をつくってるだけなので、何も除去

＊18【マイケル・フェルプス】アメリカの元水泳選手。オリンピックで二八個のメダルを獲得するなど驚異的な記録を残し、二〇一六年のリオデジャネイロ五輪を最後に現役を引退。

してない。だから私は吸い玉療法はやらんほうがいいよって言ってます。

仲野　なるほどね。東洋医学かと思ってたものでも、ほかの地域から入ってきて混合したものもあるということですね。

見立ては腕次第

仲野　鍼灸についていろいろ教えていただいて思ったんですが、東洋医学は治療者によって上手い下手の振り幅が大きいんじゃないですか？

若林　あんまり言いたかないですが、そうです。

仲野　それは哲学やから？

若林　四診の違いが大きいですね。前の章でも話しましたけど、四診を感覚に頼っているから、鍼灸医の経験や才能でどうしても差が出ます。だから、治療成績が属人的になっちゃうんですよね。この先生だときれいに治るんだけど、別の先生だと治らないということが本当にあるんです。見立てが下手っぴだと、同じような経穴を使っていても、刺激量が違っていたりするんですよね。それだけで効果が変わってくる。

ついでに言いますと、腕の良し悪しに年齢とか見た目とかは関係ないですね。私は臨床に立つようになったのが二一、二二歳ぐらいなので、もう二〇年くらいの経験がありますが、童顔なのでなめられることも多いです。患者さんのほうが歳上のことが多いから、白髪の仙人みたいな人が出てくるかと思われるんですけど。

中国にはひとつの病院で西洋医学と東洋医学の医者が両方いるところもあって、出入口で分かれてるところもあるとか。東洋医学のほうを見ると、いくつか部屋があって、上手な先生のところは患者が鈴なりになっている。一方、空いてるところは下手っぴの先生なんだって。

でも、患者と先生との相性もあるから、すごく難しいんですよ。なんでこれだけ差が出ちゃうんだろうなと不思議に思うことはありますからね。

仲野　西洋医学では、Evidence-Based Medicine（ＥＢＭ）＝根拠に基づく医療、が原則ですから、どういう病気にどういう治療法をとるかは定型化されてます。基本的には医師によって違いがあってはいけない、ということです。そのあたりも東洋医学との大きな違いなのかもしれません。

第5章

くすり・前篇

摩訶不思議な漢方薬の世界

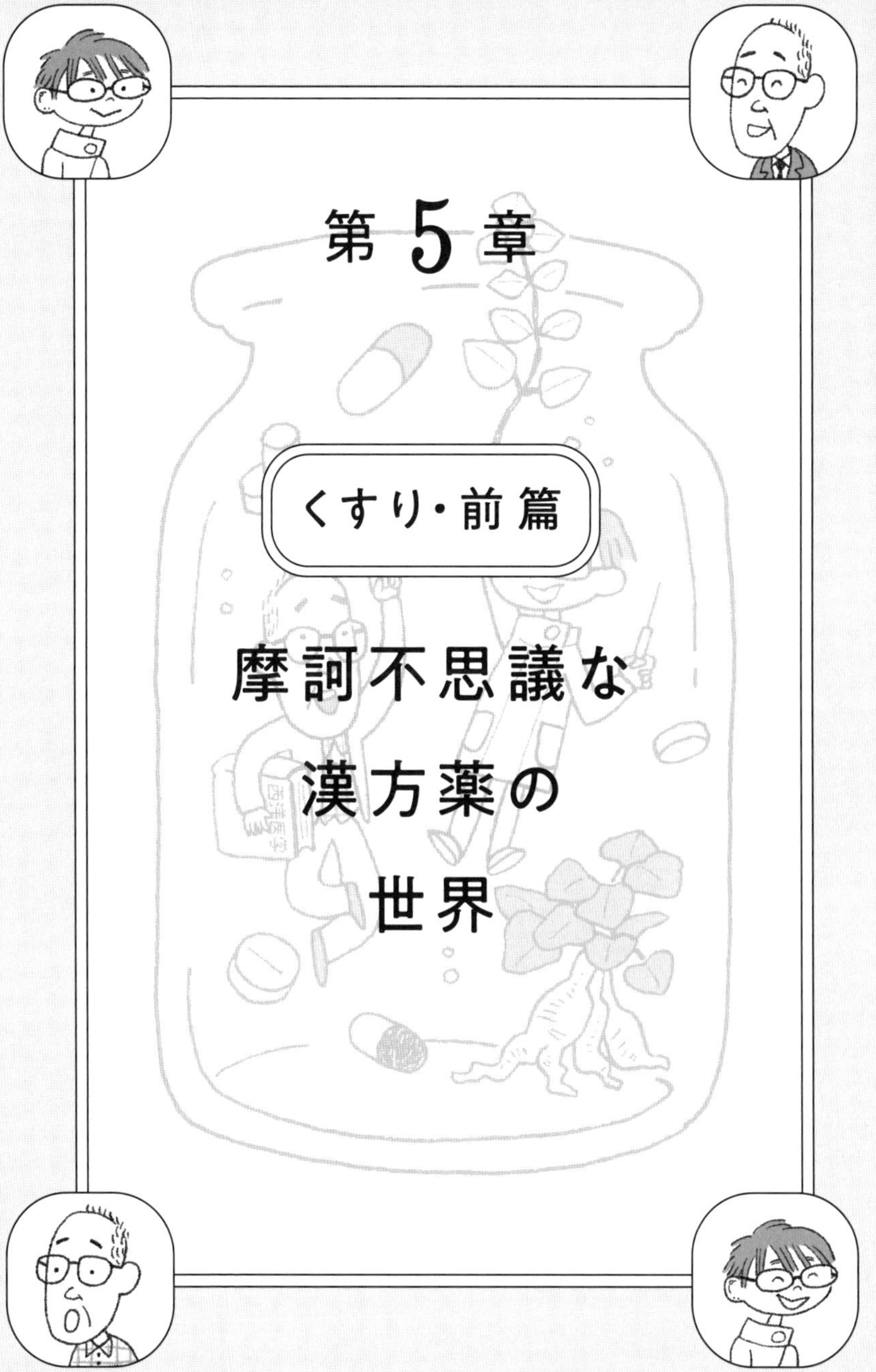

漢方薬はゆるやかに効く？

仲野　すでに何度も話題に出てますが、満を持して漢方薬のことを聞いてみたいです。世間で抱かれる漢方って「ゆるやかに効く」「副作用が少ない」というイメージがあります。一方では「ゆるやか」どころか「効かない」と思っている人もいるかと思います。これは実際どうなんですか。

若林　実は即効性があるものもけっこうあるんです。

仲野　自分の経験で言うと、五十肩のときに飲んだ独活葛根湯と、二日酔いのときの五苓散《ゴレイサン》。このふたつはよく効きました！　あくまでも、青汁のテレビコマーシャルみたいな「個人の感想」ですけど。

若林　前にも出てきた麻黄湯はインフルエンザの初期にてきめんに効きます。一五分くらいで発熱して熱が一気に下がるんです。川崎病[*1]のような症状に対して処方される黄連解毒湯《オウレンゲドクトウ》という薬もこれも証《しょう》[*2]に合うと即効性があり、熱が下がります。不眠症、動悸、更年期障害などにも使われる薬です。

＊**1【川崎病】** 四歳以下の乳幼児に多く、全身の血管に炎症が起きる。一九六七年に小児科の川崎富作が報告した。

＊**2【証】** 個人の体質や体力、症状の現れ方などをあらわすもの。

あと意外にも、「西洋の治療でもうこれ以上やることがない」という場合に、漢方が効く場合があるかもしれません。ある患者さんが、がんの手術をしたあと熱が下がらず、腹水も溜まって危ない状態になりました。病室に入れてもらっていくつか漢方を処方したら、熱も下がって腹水も改善した、ということがあります。

仲野　すごい話やなあ。でも飲み合わせには注意が必要でしょうね。

若林　いくつかの漢方は抗生物質と飲み合わせが悪いものがありますからね。たとえば、小柴胡湯《ショウサイコトウ》などの柴胡の入ったものはダメです。

仲野　あと、即効性のある漢方といえば芍薬甘草湯《シャクヤクカンゾウトウ》！　妻がよくこむら返りになるんですが、飲んだら一瞬で治るみたいです。

若林　あれよく効くんです。薬理作用がはっきりとわかっている数少ない漢方です。

仲野　へぇ、薬理作用わかってるんですか。飲んだら瞬時に治るみたいで、そんな一瞬で治るかいな、気のせいちゃうんかって疑ったりするんですが、本当にそんなに短時間で効くんですか。

若林　口腔粘膜から吸収されるから早く効くようです。筋肉の神経は電解質によって調節されていますが、そのイオンバランスが崩れると、筋痙攣が起こります。そのバランスを整える作用があるので、効くという研究があります。

ほかに即効性のある薬は、小青竜湯《ショウセイリュウトウ》、葛根湯ですね。小青竜湯は、いわゆる鼻風邪のときに処方されるんですが、時期や体質が合うと本当にぴたっと鼻水が止まります。

あと病院でよく使われるのは、婦人科系の漢方で、当帰芍薬散《トウキシャクヤクサン》、桂枝茯苓丸《ケイシブクリョウガン》、加味逍遙散《カミショウヨウサン》、胃や腸の切除手術後によく処方される大建中湯《ダイケンチュウトウ》、補中益気湯《ホチュウエッキトウ》があります。

仲野　ちょっと意外な感じがしますけど、外科で漢方が結構使われるみたいですね。論文を読んだことがあります。

もうひとつ驚いたのが、認知症の人に対する抑肝散《ヨクカンサン》です。母が認知症で、ものすごく不機嫌だったのですが、この漢方を処方されたら、すごく穏やかになったし気分が楽になったように見えました。副作用もなしで。漢方ってこんなに効くのかと、ちょっと驚きでした。

若林　この漢方、よく効くんですよ。認知症の周辺症状に効く、というほうが正確ですね。小児科でも使う薬で、ＡＤＨＤのお子さんにも処方されたりするんです。この一〇年くらいで使われるようになりましたね。

仲野　母親はレビー小体型認知症だったと思うので、特によく効いたのかもしれません。いや本当に効きました。使う前は完全に眉唾やったんですが（笑）。経験した種類は多くないけど、効果を目のあたりにして、漢方に対する考え方がずいぶんと変わりました。

漢方薬で慢性硬膜下血腫が治った？

仲野　煎じ薬を粉末化した漢方のエキス剤〔図1〕は、読者の方もけっこう馴染みがあるんじゃないでしょうか。

若林　はい、ツムラとかクラシエの銀色のパックに入った顆粒のタイプが手軽に手に入ります。漢方のエキス剤は日本発祥なのですが、これは大発明だったのですよ。

仲野　へぇ、エキス剤は日本発祥なんですか。

若林　そう、小太郎という会社がつくったんですよ。いまはツムラに押されちゃってますけどね。

仲野　やっぱり大きな資本が勝つんですかね。

それにしてもエキス剤の漢方薬に保険が適用されるようになったときは驚きでした。お薬の保険認可ってすごく厳しいのに、漢方は一括で合格みたいな感じでした

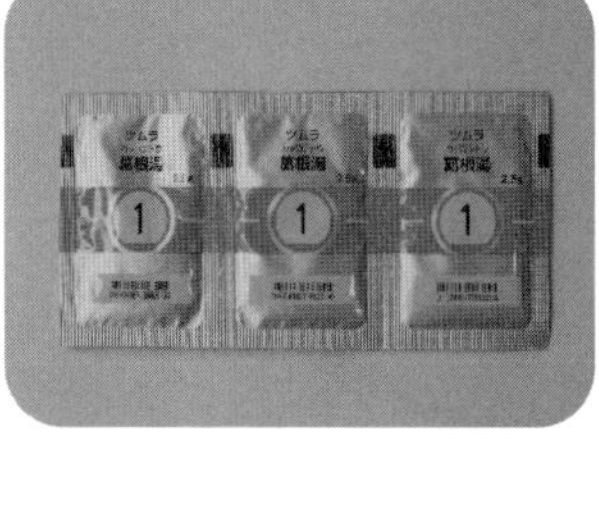

図1　エキス剤

から。日本医師会のドン・武見太郎の力が大きかったとか。もし保険適用されてなかったら、いまほど漢方は使われてなかったでしょう。町の漢方薬屋さんみたいなところでしか手に入らなかったら、値段もだけど、敷居も高すぎるし。

若林　本当に。ほぼ全滅だったと思います。

仲野　病院とかでも処方されるし、西洋医学の臨床の現場でもけっこう使われているようですね。この前聞いてびっくりしたのは、五苓散が慢性硬膜下血腫[*3]に効くという話。

若林　それは知らなかった！　どういうこと？

仲野　知り合いの面白いおっちゃんが慢性硬膜下血腫で倒れはったんです。普通は手術するでしょ、血の塊があるわけですから。でも、五苓散飲んだら手術しないで済んでしまったと。

若林　五苓散で散るってことですか？

仲野　全部が、ということはないでしょうけれど。

若林　ええー、すごいな。

仲野　基本的に疑い深いから、念のために「慢性硬膜下血腫　五苓散」で検索すると、ちゃんとした記事がありました[*4]。術後の再発予防や、手術するほどでもない軽

＊3【慢性硬膜下血腫】打撲など軽度の頭部外傷を負って二週間〜三カ月程度経った頃に、脳を覆う硬膜と脳との間隙に血液（血腫）が徐々に貯留する病気。

＊4【慢性硬膜化血腫と漢方薬についての記事】
https://www.machida.tokyo.med.or.jp/?page_id=9834

度の血腫に対して内科的治療として使うらしいです。
　五苓散には何が入ってるんです？
若林　沢瀉《タクシャ》、猪苓《チョレイ》、茯苓《ブクリョウ》、白朮《ビャクジュツ》、桂枝《ケイシ》。猪苓、茯苓はキノコで、それ以外は草とか木。そんなにすごい成分が入ってるわけでもないんですよ。
仲野　組み合わさってはじめて力を発揮するんか。合体ロボみたいやな。あ、でもね記事のつづきを見ると、「科学的に証明することはできません」って。
若林　わかってないんだ！　やっぱりわかってないんだ！（笑）
仲野　若林先生もご存知なかったとは。僕もこれにはびっくりして、調べるまでは、この人、頭打ったせいで変なこと言うてるんちゃうかと思ってましたからね（笑）。しかし、どうして硬膜下血腫に五苓散を使おうと思ったんですかね？
若林　術後の脳浮腫みたいなのを抑えるのに試したとか？　それで副次的に脳血腫が消えたりしたのかもしれないですね。
　五苓散は本当に便利で、いろいろな症状に使えるんですよ。そもそもは嘔吐・下痢のときに使う薬で、子どもの場合はファーストチョイスとして処方されることが多いです。
仲野　嘔吐や下痢そのものが治るんですか。

若林　はい。水分の分布を変える薬なんです。

仲野　しかし、西洋医学を学んだ者としてはですね、それまたわかりにくい話なんですよ。「水分の分布を変える」ってなんのこっちゃねん、って。二日酔いに効くことは身をもって経験してるけど、その理由が水分の分布が変わるからと言われても、どういうことなんや？と思ってしまいます。

若林　二日酔いに関して言えば、吐き気などの中枢神経系の酔いというのも、おそらく内耳がむくんで引き起こされているんですよね。それが改善される。

あとは最近よく言われる「気象病」にも効果があると言われています。気象病というのは、内耳にある気圧を感知するセンサーによって自律神経系が異常を起こして、めまいや耳鳴り、吐き気が起きてしまう症状です。ですから、水分が一部分に溜まってしまうのを五苓散によって平均化するという考え方だそうです。

仲野　不思議やなあ。実際に効く患者さんもおられるんですか？

若林　けっこう効きますね。慢性痛が発生しやすくなる状況、たとえば気圧が変動してるときに、まず前駆症状が出ますよね。なんとなく目の前がチカチカするとか。そういうときに五苓散を服用すると、それ以上症状が悪化せずに済みます。気圧低下のときには脳の血流量も異常に増えたりするらしく、それを抑止する作用もあるようです。

仲野　軽い硬膜下血腫まで治るぐらいやから、信じておきます。

じゃあ、前に話がでましたけど、気象病の人は、天気予報で前線が通過するとか言われたら、五苓散を前もって飲んどこうとかできるわけです？

若林　できますね、ほとんど副作用もない薬ですから。

実は五苓散は「西洋医学」的な説明がされていますよ。科学的に作用機序が明らかになっている漢方のひとつでもあります。漢方メーカーのウェブサイトなどにも、「五苓散が、細胞内の水の取り込み口であるアクアポリン4に働きかけ、細胞内の水分量を調節していることがわかっています」と書かれています。

仲野　「アクアポリンに効く」「水の分布を変える」、言われればそうかな、と思ってしまいます。でもね、このふたつは直接的に繋がらへんのとちゃうやろか。

若林　そうなんですか（笑）。

仲野　そうそうそう（笑）。水という共通項があって、なんとなく関係するように思わせられるけどちょっと無理かと。アクアポリンというのは、細胞膜にあって水を通すタンパク質です。その調子が変わったぐらいで、全身の水バランスが変わるなんてことは考えにくいでしょう。

若林　たしかに、細胞が分化して組織となり、いろいろな臓器になっているのに、なぜ全身に一定に効くのかわからないですよね。「効いた」というのも大雑把な見方で、脈が普通にもどったり、舌の色がよくなったら効いたことになる。そういう改善点が見られたら、その薬を続けると症状も改善されていく。

仲野　薬ですから、分子レベルで効いてることは間違いないわけです。科学的に考えて、それ以外の効き方はありえない。これは絶対的な真理です。もしかしたら、いろんな種類の細胞にちょっとずつ違う効き方をしてるんかも。あるいは、アクアポリンにも効くけど、それだけじゃなくて、多くの作用点のうちのひとつがアクアポリンなのかも。

若林　そうかもしれません、ピタゴラスイッチみたいな効き方をする。

仲野　でも、それってトリッキーすぎるな。面白いけど。

地球環境と漢方薬の危機

仲野　鍼やお灸と同じで、漢方もどう作用してるかよくわからんところがあるってことですよね。ほんまに不思議でたまりません。

もうすこし突っ込んでお聞きしたいんですけども、西洋は単剤、ですから単一の成分の薬がほとんどですが、漢方は薬の素になるいろいろな成分が配合されていますよね。

若林　そうですね。漢方薬は「植物の葉、茎、根などや鉱物、動物のなかで薬効があるとされる一部分を加工したもの」を二種以上組み合わせたものです。

仲野　たとえば葛根湯に入っている生薬を調べると、葛根《カッコン》、大棗《タイソウ》、麻黄《マオウ》、甘草《カンゾウ》、桂皮《ケイヒ》、芍薬《シャクヤク》、生姜《ショウキョウ》とあります。これって、どのメーカーの葛根湯でも混ぜる割合は一緒なわけですね。

若林　はい、なのでメーカーが違っても成分はだいたい同じです。特にツムラやクラシエなんかは大企業だから、薬効成分まで測って一定に保ってたりします。

仲野　重要な薬効成分も科学的にわかってるということですか。

若林　いまはもうだいたいわかっています。麻黄だったらエフェドリンが薬効成分だとか。だから主たる薬効成分の濃度を測って一定になるようにつくっています。

仲野　そうなんや。てっきり適当に混ぜてるのかと（笑）。あの、バカにしてるんじゃなくて不思議に思ってたんですよ。漢方って植物由来だから、原料の生産地によって効き目が違いそうやないですか。育った土地の養分とか、育て方でも成分が変わるはずやし。だから、薬効を一定にするなんて無理なんじゃないかと疑っていたんです。ちゃんと、適当じゃなくて適切に混ぜられてるんや。

若林　はい、でもやっぱり地域差がものすごくあります。

仲野　やっぱりあるんや。中国は広いから、生えてる草の種類も北と南では全然違いそうやし。

若林　そうそう、『神農本草経』にどこでどんな薬草がとれるかも書いてあるんです。中国国内だけではなくて越南（ベトナム）のほうに生えているという記述もあるので、他国と交易して薬を手に入れていたこともわかります。

また仲野先生ご推察のとおり、ひとつの薬草でも季節とか、収穫された地域によって質が違ってしまう。牛乳が冬になると濃くなるのと同じようなものです。

ですからわずかに変動はするんですが、ぴったり同じ数値にするのは無理にせよ、製品はある幅のところに収めるようにつくられています。それによって、いまはどの医者もほぼ同じ成分の薬を使えるんです。

ツムラさんは、なるべく植物自体の個体差が少ないように調整してもいるようです。国内では、北海道・岩手県・群馬県・高知県・和歌山県・熊本県の六カ所に契約栽培団体をもっていらっしゃるんだそうです。いろんな災害なんかにも対応できるように在庫を確保してリスクヘッジもしてるとか。東日本大震災の際は放射能汚染に関する国のガイドラインもできて、それにも対応したんですよね。すごいと思います。

仲野　それはすごいな。あとはほら、最近では温暖化の影響もありそう。

若林　おそらく、問題になってるんじゃないですか。ほかにも漢方の原料が手に入りづらくなっている状況もあります。たとえば、シナモン。漢方では桂皮と呼ばれててよく使われるんですけど、シナモンの木自体が絶滅危惧種みたいになってきてます。

仲野　それは気候のせい？

若林　気候変動のせいもありますけど、世界的に需要が大きくなっていることも原因です。シナモンは香料にもたくさん使われますでしょ。採取するときに樹皮をはぐので、木が弱ってしまう。だから、処方薬自体の値段が爆上がりしてて大変なんですよ。

仲野　やけど、人気のある薬草が絶滅危惧になったら、話にならへんですね。シナモンとかはかなり大きくならないと採取できないはずやし。

若林　あんまり明るい話じゃないですよね。
　気候危機や絶滅で今後どうなるかわからないですが、いま現在使われている漢方は数値がある程度一定なので論文も書きやすいことは確かですね。

漢方ソムリエ

仲野　まだ納得いかないので、もうすこしツッコませてもらいますけど、エキス剤の成分・分量の情報を見ると、「この生薬が何グラム」などと書いてありますよね。
若林　そうですね、たとえば葛根湯の配合などはどのメーカーもほぼ同じになってます。
仲野　誠に申し訳ないのですが、そこにちょっとした胡散臭さを感じるんですよ（笑）。メーカーごとにやっぱり効きめが違うんちゃうんかと疑ってしまう。なぜかというとですね、ジェネリックの会社の人に聞いたことがあるんですけど、先発の薬とそれを元に試験的につくった薬を比較したときに、同じ有効成分を含んでいたとしても、試作薬のほうが効きすぎたりすることもあるらしいです。

若林　え、なんで？

仲野　薬って有効成分だけじゃなくて、糖衣錠とかカプセルに包まれたりとかしてるでしょう。そういった主成分以外の成分によって、吸収がよくなったり悪くなったりがあって。

若林　あー、賦形剤[*5]で変わるんだ。

仲野　そのあたりが影響することがあるらしい。ジェネリックがいいとか悪いということではなくて、お薬というのはそれくらい繊細なもののようです。そういった話を聞いたりしたことがあるから、生薬自体の量が一緒でも、そのなかの有効成分にばらつきがあったらどうなるねんと思ったりするわけです。インフルエンザの薬タミフルは原料が八角《ハッカク》でしたけど、これも産地によってタミフルの原料として使えるのと使えないのがあったって聞いたことがあります。

若林　そうなんですね。たしかになかに含まれている薬剤量は各社ほとんど同じなんですけど、使ってる産地が違う場合があるので、厳密には有効成分にばらつきがあるのは間違いないです。ここの土地のは効くけど、あっちの土地のは効かないっていうことは実際起こります。

仲野　そうなると、同じ名称のお薬でもメーカーによって効き具合が変わるんじゃ

＊5【賦形剤】錠剤・カプセル・顆粒などに添加する原材料のこと。剤形の加工などを目的に使用される。乳糖やデンプン、デキストリンが使われることが多い。

ないです？

若林　さすが、鋭いです。実は微妙に違うんですよ。一般的に医薬品として使われてるのはツムラさんの漢方ですけど、ここのはどの薬使ってもだいたい一定の効き方をするという実感があります。でも、いろんな製薬会社、漢方薬局屋さんがあるから、「ここはこの薬が強い」とかもあったりしますね。

だから葛根湯ソムリエみたいになっちゃうんです！　私は松浦薬業というところのが好きなんですけど、いくつかの漢方は松浦のやつ使うと効くなとか、あるんですよ。ほかの先生方も同じようなことおっしゃいますね。

仲野　なるほどそうなんやろうなと思いますけど、そういう曖昧さが西洋医学的な視点ではなかなか理解しにくいところです。ジェネリックの例で話したように、有効成分の量が一緒であっても、同じように効くかどうかがわからない。なのに、漢方はそれで大丈夫かよ！って。

若林　なんかこう、職人っぽいんですよ、そのあたり。鍼灸の鍼もメーカーによって違うものなので（笑）。臨床現場だと、だいたいいつも一定だという理由で、ツムラさんを使ってるところが多いです。

仲野　ツムラのシェアは圧倒的に多いんですか？

若林　多いです、多いです。ただ、ツムラではつくっていない方剤の種類もあるので、その場合は小太郎を使うこともあるそうです。

漢方薬の配合はさじ加減

若林　エキス剤の漢方薬の場合は、どのメーカーも配合がほぼ同じだと言いましたけど、東洋医のなかには煎じ薬を使う先生もいるんですよ。そうすると、先生によって配合が絶妙に違っていて、「あの先生はこの薬の配合が上手だよね」みたいなことがもっとダイレクトに起こります。

仲野　え、人によって配合が違うんですか。

若林　違います。本当に微妙なところを調整するので、配合の名人芸があるんですよ。煎じ薬とは、生薬〔図2〕を刻んだものを合わせて出汁パックみたいにしたもの。だから生薬の配分をそれぞれコントロールできるわけです。

仲野　文字どおり、さじ加減！　いまでもそんな感じの調合をする人おられるんですか。

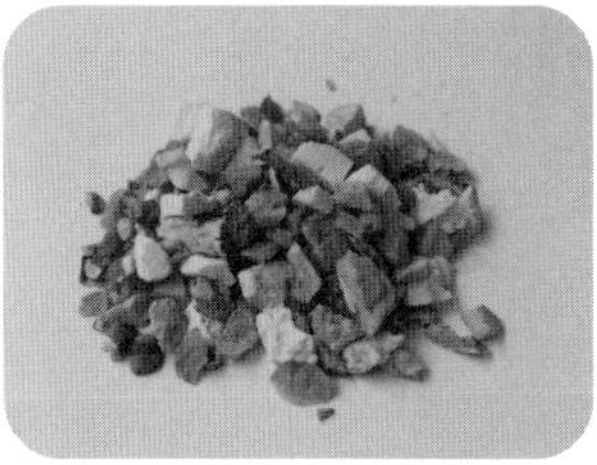
図2　生薬

若林　いまでもいますよ。まあでも、少なくなってて、エキス剤を使われる方がほとんどだと思いますけど。
仲野　あー。それ、保険ききます？　きかへんかったら、すごい高そう。
若林　保険ききますけど、範囲外の生薬使うと高いんですよ。
仲野　それは、その……我流ってことですか？　それとも、なんらかの流派がある？
若林　基本、先生方それぞれの流儀ですね。ちょっとこれを足すとか引くっていう調整は、その先生の所属する流派によったりもします。
仲野　それって、薬として認められてるんですか？
若林　うん、大丈夫、大丈夫。日本だと、調合が許可されているのは薬剤師免許をもった人だけです。
仲野　煎じ薬だとエキス剤より効くんですか？　「五苓散スーパー」とか、「葛根湯ゴールド」とかいう感じで。
若林　五苓散スーパー（笑）。効くものはね、それこそスーパー効きますよ。
仲野　それって何が違うんです？　全体の量を増やすんじゃなくて、配合を変えることでより効くようになるということですか。

若林　症状を聞いて、一部分だけを増やしたりすることもできるんですよ。五苓散には沢瀉、茯苓、桂枝などが入りますが、この患者さんは気の巡りがうまくいってないから、それを補う桂枝を増やしておこうとか調整できる。

仲野　へぇ〜、むっちゃ渋いな！　高度すぎますやん。

トリカブト、鹿の角

仲野　煎じ方によって違うということもあるんですか。

若林　そう、上手に煎じることが重要なので、昔は土瓶で長時間コトコト煮たりしてました。現代だと、煎じ薬をつくるための自動煎じ機があるんですよ。強火・中火・弱火の設定と煎じる時間の設定ができるようになってて。

温度管理が重要な薬でいうと「附子《ブシ》」、つまりトリカブトの根っこが入ってる薬。薬効成分をしっかり引き出すには、長時間煎じる必要があるんです。

仲野　トリカブトは毒成分もあるから、煎じ方が難しいでしょうね。

若林　実はね、漢方で使うトリカブトはいろんな工程を経て、煎じる前のものを弱毒化してるんですよ。「修治法《しゅうじほう》」って言うんですけど。石灰にさらしたり、高圧蒸気処理したりするんですよね。

仲野 へぇ。トリカブトとかもそうですけど、使っていい薬草は薬事法かなにかで決まってるんですか。

若林 薬局方[*6]のなかに入ってますよ。でも、薬局方に入ってないやつも使うことがある。その場合は、食品扱いになってきます。

仲野 そうなんや。煎じ薬はひょっとして食品扱いなのかなと……。

若林 生薬として使われるものは、薬として指定されてるものが大半です。中国だと動物薬もあるんですが、日本でこれは一般医薬品のなかには含まれません。なので、ある種の強壮剤になるので食品扱いなんですよね。

仲野 食品っていうても、食べられへんやつもありますよね。鹿の角とか、固すぎるし。中国からの留学生が鹿の角のスライス持ってきてくれたことあったんですよ。煎じて飲んだら体にいいですよ、って。申し訳ないけど、基本、リン酸カルシウムとかとちゃうんか、なんか効果あるんかって、一〇〇パーセント疑いましたけど。

若林 ですよね（笑）。

仲野 見た目からして効きそうもなかったし……まあええか。町の漢方薬局にはそ

***6【薬局方】** 厚生労働大臣が薬事・食品衛生審議会の意見をもとに定めた医薬品の規格基準書。

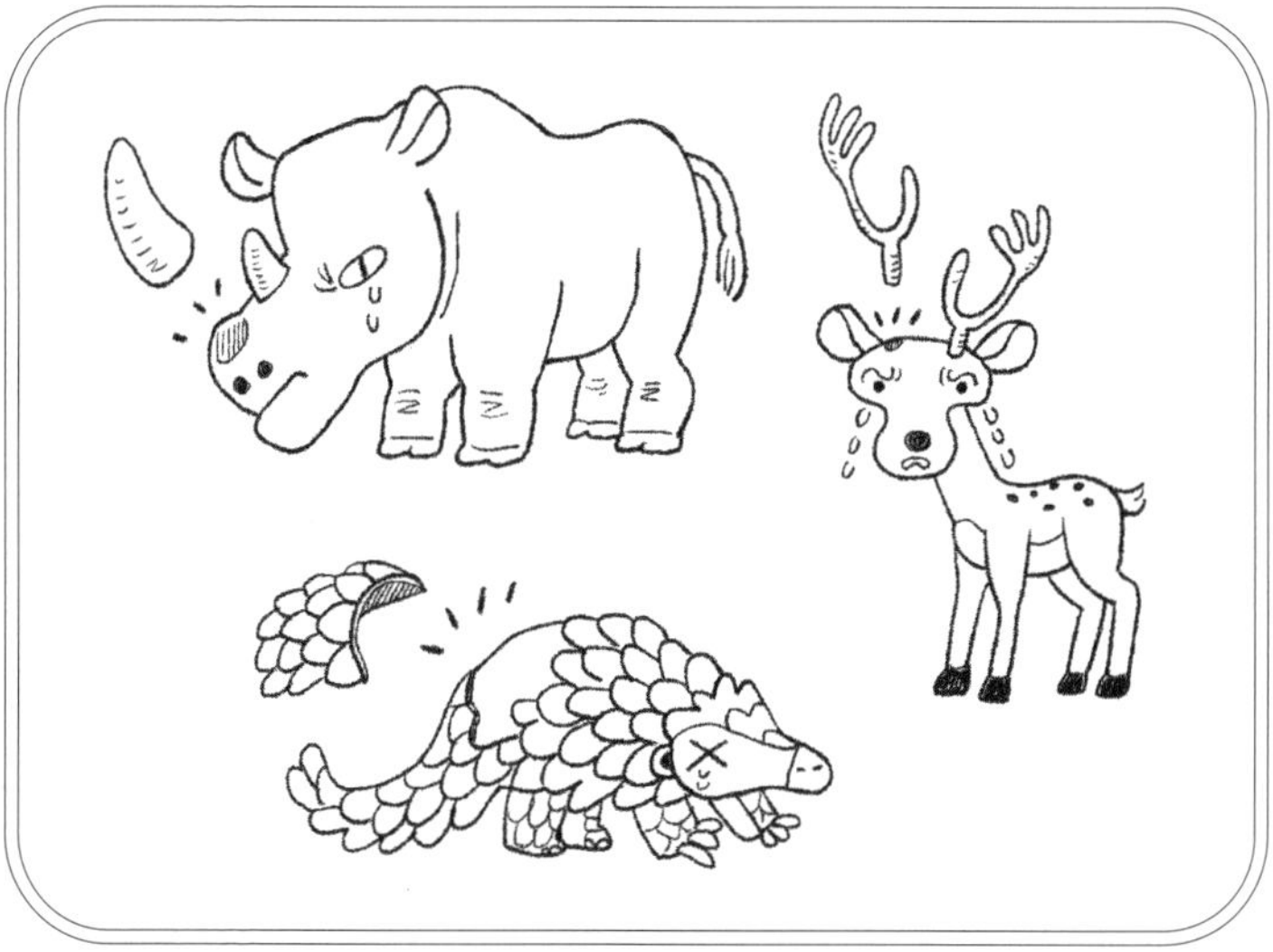

ういうの売ってましたよね。ショーウィンドウとかに鹿の角。いまはそんな漢方薬局も減りましたけど。

若林　そういう漢方薬局だと、日本薬局方に収載されてないようなお薬が買えました。

仲野　え〜っ、むっちゃ怪しげなやつとか？

若林　むっちゃ怪しげってわけじゃないんだけど。鹿の角とかもそうだけど……。

仲野　獲ったらあかんやつとかも。

若林　はい、サイの角とかね。……ダメダメ、そんなもの使ってはいけない！（笑）　角なんか爪と同じなんだから、爪使えよって思うんですよ。ただのケラチンなんだから。
飲み過ぎに効くという「ハイウルソ」という薬がありますよね。あれにはウルソデオキシコール酸というのが入っているんですが、その起源は熊胆《ユウタン》＊7でした。でもいまは人工的な成分でつくっています。動物薬は本当にやらなくていいと私は思っていますね。
昔はサイの角〔図3〕、鹿の角、センザンコウのうろことかを使ったりしてたんですが、いまは使われなくなってきています。

仲野 まあそうやろな、希少動物も入ってるし。

若林 おそらくですけど、動物薬は魔術的な要素が入ってるのだろうと思っています。効き目とは直接関係がなくて、思想的なものだったのではないかと。

仲野 なるほどね、漢方のお話聞いていたらいろいろ勉強になるなあ。

唐辛子は毒だった

若林 これだけ漢方薬にはいろいろなものが入っているのに、意外にも入っていな

＊7【熊胆】熊の胆汁を乾燥させたもの。

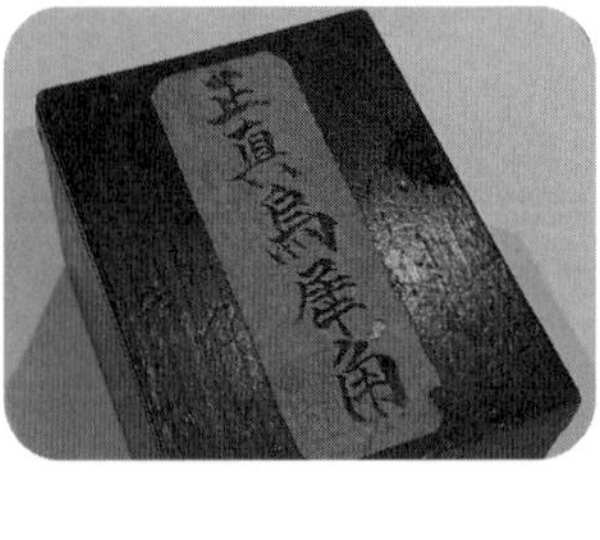
図3　サイの角が入った漢方薬（箱）

いのが唐辛子です。

仲野　へぇ、意外。なんでです？　「唐」辛子って言うのに。

若林　南米原産だからです。原産地はアンデス山脈のほうで、だからチリペッパーと言うんですよね。

唐辛子はスペイン・ポルトガルの大航海時代にヨーロッパに持ち込まれて各地に伝播していった。唐辛子の「唐」は、中国のことではなくて、唐物、つまり海の向こう側から来たという意味なんでしょうね。

一六世紀にまず南蛮船で日本の九州に入ってきて、そのあと中国・朝鮮に入ったとも言われてるんですよ。さらに中国で浸透するのは韓国よりも後だったとも言われています。

はじめは食用・薬用としては使われていなくて、カラフルだから観葉植物として売られていたという説もあります。ほかには外用薬として使われていた記録があります。ヨーロッパでは「トウガラシチンキ[*8]」というアルコールに浸したやつを、皮膚についた寄生虫をとるのに使っていたとか。

ウチダ和漢薬のサイト[*9]によると、食用としては明代後半（一六世紀後半）に広まったようですが、中国の本草書『本草綱目拾遺《ほんぞうこうもくしゅうい》』[*10]に記されるのは清代（一八〇〇

＊8【トウガラシチンキ】血行をよくする薬。筋肉痛やしもやけに効く。

＊9【ウチダ和漢薬サイト】https://www.uchidawakanyaku.co.jp/kampo/tamatebako/shoyaku.html?page=108

＊10【本草綱目拾遺】李時珍による、一八九二種の薬物を収録した中国本草学の書《本草綱目》未収の九二一種の薬物を補録したもの。

年頃）の時代になってからなのだそうです。「空煎りして柔らかくなった果肉の絞り汁で凍傷を洗う」と、しもやけの治療に使われていたことが記されています。日本の場合は、江戸時代になって『庖厨備用倭名本草《ほうちゅうびようわみょうほんぞう》』*11や『大和本草《やまとほんぞう》』*12に記載されるようになりました。

からだを温めるしすごい発汗作用があるのに、唐辛子が入った漢方がないというのは本当に驚きです。生姜は使われるのに。

仲野　葛根湯に唐辛子入れたらもっと効くみたいな気しますけど。「葛根湯プラス」という感じで。

若林　効きそう（笑）。

仲野　新しい成分をブレンドしてみよう、とか考えられなかったんですかね。それとも、紀元前一五〇〇年くらいからある薬に、そんな新参者の唐辛子を入れるなんて……っていう感じかな。

若林　新しい薬剤はけっこう貪欲に取り入れたりはしてるんですよね。そもそも現地になかった原料をあちこちから輸入して薬の体系ができあがっていますから。それでも一般用の漢方製剤に唐辛子は基本配合されていない。謎です。

仲野　ちょっとブレンドするくらいええように思いますけど、効き目が強くなりす

＊11【庖厨備用倭名本草】江戸時代に向井元升がまとめた本草書。一六八四年刊行。四六一品目を紹介し、日本の食物本草の先駆となった。

＊12【大和本草】貝原益軒の著作。一七〇九年刊行。一三六二もの薬用植物について、明代に書かれた『本草綱目』の分類法に、益軒独自の分類が加えられている。

ぎたりするんでしょうか？

若林　そうかもしれません。唐辛子は毒だって言われてました。辛すぎて、からだによろしくないから食べるもんじゃないって。

仲野　へえー。でも、四川料理には唐辛子使われてますよね。唐辛子がなかった頃は辛くなかったんですかね。

若林　花椒《ホアジャオ》を使っていたそうです。唐辛子は日本でも食用に使われはじめたのは江戸時代からなので、わりと新しいものなんですよね。

仲野　そうなんや。食材でも使うものといえば、きのこ類の入ってる漢方は多いんと違いますか？

若林　多いですよ。霊芝もそうですし、ほかにも猪苓とか。きのこって、いきなり大量に生えたりするでしょう。だから不思議で神聖なイメージがあって、使われたのではないかと。仙人になりたい人が読んでいた『抱朴子』にも霊芝が出てきます。

仲野　一時期すごく流行った「紅茶キノコ」[*13]は漢方と関係あります？

若林　あれはキノコじゃないの！　紅茶キノコはね、ほぼカビ。きのこも菌糸だからカビみたいなもんだけど、ともかくキノコではないです。紅茶に大量の砂糖と種菌みたいなのを入れると、ゲル状のものができあがってくるんですよ。あれは漢方

***13【紅茶キノコ】** 中国北部や東モンゴル周辺で発祥したとされる発酵飲料。プロバイオティクスや抗酸化物質を含み、整腸や健康によいとうたわれている。

とはまったく関係ないですね。
仲野 が〜ん、知らなんだ。漢方では、カビは使わない？
若林 コウジカビ以外は使わないです。だからペニシリンがつくれなかったんですね。ここまでありとあらゆるものを使おうとしたのに、カビに注目しなかったのはもったいなかった。
仲野 惜しいなあ、それは。抗生物質というのは、全然見つからへんかったわけですね。
若林 抗生剤はまったくないですね。コウジカビで発酵食品をつくってたわりには、抗生物質という発想には行かなかったんですよね。

ヘンなものを使っていた古い漢方薬

仲野 そもそも、薬って考えてみたら危険なもんですよね。たとえば、江戸時代の医者・華岡青洲の話。実話かどうかは知りませんが、有吉佐和子の『華岡青洲の妻』（新潮文庫）には、実験として麻酔薬を飲んだ妻が副作用で失明したという恐ろしいエピソードも出てきます。実験段階では、薬で死んだ人もいっぱいいたでしょうね。

若林　絶対いますよね。漢方薬の中身を見ても、よくこんなもの入れたなと思いますから。いまの薬はごく普通の草根木皮《そうこんもくひ》のみを使っているものがほとんどですけど、古い薬だと「なんでそんなものまで使おうと思った？」っていうものが入ってたりしますから。赤ん坊のおしっことか……。

仲野　それは絶対飲みたくない（笑）。

若林　トリカブトとかも薬になる前に人が死んでるでしょうね。それこそ、フグみたいなものですよ。最初にフグ食ってる人は絶対死んでるでしょ。

仲野　卵巣をぬか漬けにすると毒が消えるんですよね。それがわかるまでには、「美味しいなあ！」とか言うた後で、呼吸困難に陥ってる人が続出してたかも。

若林　薬ではないですけど、首から下を土に埋めるという治療法があったはずです。埋めても余計呼吸困難になるだけなんですけど。

仲野　昔の人はそういう意味でチャレンジャーですね。現在の薬でも使われている毒性の強い成分のひとつにヒ素があります。たとえば、ヒ素を含む化合物が、急性前骨髄性白血病という白血病の治療に使われるんですよ。中国がこの治療をはじめて発表して、使われるようになりました。それでね、これはあくまでも想像なんですが、昔から中国ではヒ素を薬として使っとったんちゃうかと。
そして、ほとんどの人にとっては副作用のほうが強かったんやけど、ときどきよくなる人がいたのではなかろうかと。そうでないとね、ヒ素化合物なんか使おうと思わないですよ、こわくて。まぁ、あくまでも妄想ですけど。

若林 あり得ない話とは言い切れないですよね。『神農本草経』のなかにも、いわゆる鉱物薬が含まれている薬がありますので。水銀とかが入っているものもあります。

仲野 鉱物で効くもの、というか、からだに影響のあるものはだいたい毒でしょう。

若林 そうです、ほぼ使えない。なので、日本の漢方薬で鉱物薬はもうほぼありません。使うのは、石膏《セッコウ》と芒硝《ボウショウ》くらいです。石膏は硫酸カルシウム、芒硝は硫酸ナトリウムですね。

昔の薬開発は命がけ

若林 ヒ素とか水銀と同じように、激烈な薬が文献のなかにはたくさん出てきます。

＊**14【張仲景】**二世紀半ばに生まれたとされる、後漢時代の医師。「南陽に仲景あり」と言われるほど、医術の腕は神技に近かったらしい。疫病の流行で多くの人がなくなったことをきっかけに、治療法を研究したと言われる。

＊**15【傷寒雑病論】**張仲景が自らの治療経験をまとめ

これ飲んだの？っていうような、一か八かみたいな薬。

張仲景《ちょうちゅうけい》*14という後漢時代の医者が書いた医学書『傷寒雑病論《しょうかんざつびょうろん》』*15がありまして。現存の『傷寒論』*16および『金匱要略《きんきようりゃく》』*17の原形と考えられている本です。このなかに、毒性の強いインフルエンザみたいな病気が流行って、自分の一族の三分の二が死んじまったと書いてあります。ここには病がどんなふうに悪くなって、どんな状態になると死ぬのかが記述されていて、死にそうな状態のときに効いた薬も紹介されてます。でもやっぱり、どう考えても一か八かなんですよね……。

仲野　そらそうですよね。三分の二ぐらいの確率で死ぬんやったら、訳のわからん薬でも飲むほうに賭けようかなという人も出てくるでしょう。その薬はいまは使われないんですか？

若林　いまは残ってないです。

仲野　お薬じゃないですけども、西洋医学でも一か八かでやってたようなことありますからね。非常に有名なのは、梅毒のマラリア療法です。これでオーストリアの精神科医ワーグナー・ヤウレック*18が一九二七年にノーベル生理学・医学賞をもらってます。梅毒の原因菌であるスピロヘータは熱に弱いので、マラリアに感染させて四〇度以上の熱を出させることで駆梅できるんです。ペニシリンがつくられる前は

た。高熱をともなう病「傷寒」と慢性病を論じた一六巻の書。

＊16【傷寒論】張仲景著。『傷寒雑病論』より、「傷寒」に関する部分を再編したもの。

＊17【金匱要略】張仲景著。種々の内臓病、精神疾患、婦人科疾患などの治療を対象として記述したものが再編された。

＊18【ワーグナー・ヤウレック】オーストリアの精神神経病学者。一八五七年生まれ。グラーツ大学教授を経て、ウィーン大学精神神経学教授となり、促進神経・迷走神経に関する研究を行なった。

効果的な治療法がなかったから、こんな方法が開発された。

若林 すげえ……一か八かだ。

仲野 実に画期的な治療法。

若林 画期的かな？（笑）

仲野 ノーベル賞ですからっ！　なんで精神科医が開発したかというと、当時、脳梅毒は精神疾患だとされていたからです。

鼻がもげおちたり、精神疾患になることが間違いなかったりしたら、マラリアになるくらいはいいいか、と。一か八かやけど、そっちに賭ける人もでてくるでしょう。

若林 命をかけてやる感じですね、すごいな。

骨盤底にできた膿瘍や卵巣嚢腫など、膿が溜まってしまったときに試す、排膿散《ハイノウサン》及湯《キュウトウ》という薬もありました。排膿散及湯はいまでも使われていて、黄連解毒湯を一緒に使ってあげて、蜂窩織炎を治した症例はあるみたいです。抗生剤を使ってうまくいかなかったときに、もう一回これで試してみようっていうようなやつ。

ほかにも、通導散《ツウドウサン》といういまでも使われている薬ですけど、臓器が大量出血を起こしている場合に使ったりしていた。

手術も麻酔も抗生物質もなかった時代、そういう状態になったら死んでたわけじゃないですか。それでも何とかしようとしたら、もう一か八かになるわけですよ。

仲野　昔はそうやったと思いますよ。だから、東洋医学とか漢方とか鍼灸を理解するときは、現代的なコンテクストだけで判断するんじゃなくて、そういった歴史的経緯も理解する必要があると思います。死ぬ気で使って、そのなかから安全性が高くて、よく効いたものが生き残った、という見地から。

新型コロナに効く漢方薬

仲野　新しい漢方薬がつくられたりはしますか？

若林　中国では国家単位で新しい処方の薬をつくっています。有名なところでいうと、コロナのときに新しい漢方薬がつくられました。清肺排毒湯《セイハイハイドクトウ》という名前です。コロナの初期症状に効くと言われています。でも、日本には入ってきていないです。

仲野　入ってきても、使う人はあんまりいなさそうです。

若林　武漢で始まったときに積極的に使われましたが、けっこう強い薬なんです。日本と中国の使い方には違いがあって、日本の漢方薬のほうが使い方がおだやかなので、強い薬はあまり相性がよくない。

中国には国家中医薬管理局というのがありまして、そこでコロナウイルスに対する薬として効果があると発表しました。それで、日本の厚労省にあたる役割をしている国家衛生健康委員会が薬の推奨を通達した。

仲野 日本でいうと、専門家委員会が使いなさいって推奨したようなもんですね。

若林 成分を見ると、基本方剤の量が日本で使われている三倍、四倍ぐらいになってる。日本人が飲んだらお腹下すんちゃうのって量です。

いろいろなものがごちゃごちゃ入っていてエレガントな処方ではない。麻杏甘石湯と射干《ヤカン》麻黄湯と五苓散をそれぞれすこし加減して足したみたいな処方です。効きがよい薬は、入っている薬剤の数がそんなに多くないです。あっちにもこっちにも効かせたいというのが見て取れる。

それでも、中国ではこの薬を軽症から中等症までの人たちに処方する、中医薬を使ったコロナの治療所も開設されました。

仲野 効いたんやろか。

若林 うん……効いたことになっている。国策的な部分はありますので、データを一〇〇パーセント信じることができるかというと難しいんです。

仲野 なるほど、真相は藪の中か。新しい処方じゃなく、新しい成分を使うことはありません？

若林 そんなにないと思いますね。ただ、中医薬のなかには、西洋薬の合剤のようなものもあります。たとえば、葛根湯などに解熱鎮痛剤みたいなものを少量合わせたみたいな処方です。

仲野 それは漢方じゃなく、西洋医学的な薬剤という扱いになります？

若林 そうです。中医学は西洋医学と東洋医学を併存させようという考え方なので、そういう薬も存在するんです。

仲野 面白いですね。新しい発見があったから新しい薬をつくるというのではなく、新しい病気が出てきたら組み合わせで新しい薬を開発するという発想なんですね。

若林 そうそう。SARSのときも漢方を混ぜて薬をつくろうとしてましたからね。ワクチンの開発よりもめちゃくちゃに早くできるから。

仲野 西洋医学ではそんなに早くつくれないから、とりあえず既存の薬を試していきます。ノーベル賞の大村智《さとし》先生が開発されたイベルメクチンもはじめコロナの薬として試験的に使われました。でも、これは常識的にありえへんやろなと思ってたんです。ノーベル賞をもろてるからといって、どんな病気にも効くわけないやろと。

周囲では同じ意見の人が大半でした。イベルメクチンは作用機序が非常によくわかってて、寄生虫の神経に効くんです。分子量も大きいし、完全に可能性がゼロとは言いませんが、作用機序から考えたらウイルスにはまず効かない。最初に使われたときに、偶然ちょっと効くように見えたのかもしれませんが。

漢方薬の副作用

仲野　現在にも残っている危険な漢方ってあるんですか？　副作用もあるけど目をつぶって使おうとかいうやつ。

若林　基本、ものすごく危ないものはないですね。トリカブトなんかは量を間違えると、当たり前ですけど駄目だと言われていますが。だから、一日の量が厳格に決められています。

仲野　病理学を教えていたときに使っていた英語の教科書の「毒物」のところに、「すべての物質は毒物である」って力強く書いてありました。格言みたいですが、真実ですね。

若林 量によっては、ですね。醤油も一リットル飲んだら死ぬ。兵役を逃れるために、一升飲んだみたいな話がありますけど、絶対飲めないって！

トリカブト以外に危険なのは、葛根湯に入ってる麻黄。エフェドリンが入ってるので、血圧が上がっちゃう場合があるんですよ。ですから高血圧の人や心臓疾患がある人は気をつけないといけない。

仲野 肝臓にも影響あるんとちがいますか？

若林 はい、漢方薬全般に言えることですがたまに肝炎を起こすことがあります。甘草は過剰に使用すると偽アルドステロン症が出るので長期間飲むのは駄目なんです。

仲野 アルドステロン症というのは、アルドステロンというホルモンの過剰が原因で、体液貯留による血圧の上昇、脱力感などが起きる病気です。甘草にはアルドステロンと同じような作用があるんですね。

若林 でも、長期間飲み続けなければ大丈夫です。しかも服薬中止すると元に戻るんですよ。むくみが出たら飲むのをやめてもらえばいい。

あとはあんまり確証的なことは言われてないけど、小柴胡湯に含まれてる柴胡という成分に副作用が出る場合があります。三島柴胡《ミシマサイコ》の根を生薬にしたものなのですが、これで間質性肺炎[*19]が起こる人がたまにいます。

仲野　一般論として、副作用はメインの作用より個人差が大きいですからね。人間って本当に多様やから副作用が出てしまう人がいるのはある程度仕方がない。

若林　うん、何がどう作用するかちょっとわかんない。

仲野　漢方って副作用があまりなくて安全性高いと思われてて、普通に薬局で売られてるけど、副作用もあるということですね。薬剤師さんにきちんと相談するとかが必要なやぁ。

若林　症状に合わないやつを適当に飲むと出やすくなるんです。

仲野　告白すると、僕ね、からだが大きいから葛根湯五錠って書いてあるところを、早く治そうと一〇錠とか飲んでしまうことあります。

若林　ちょっとちょっとちょっと!!

仲野　やっぱりあかんか。これからはやめときます。でも、いろんなお薬ちょっと多めに飲んだりするんですよ。一応は医学的知識もあるし。下痢止めとか抗生物資とかね、場合によってはお菓子みたいに飲んだりします。

若林　それはダメだよ！（笑）でも実は、葛根湯は二倍から三倍ぐらいまでは許容です。ただし胃が弱い人は薬に当たっちゃうから駄目なんですよ。胃が強い人は、

＊19【間質性肺炎】肺の間質（肺の空気が入る部分である肺胞ではない部分）を中心に炎症が起こる疾患。

風邪のひき始め、ないしは寒気が強い場合は、二倍から三倍量を増やすやり方があります。

仲野　漢方も「これ以上決して飲んではいけません」って注意書きを書いてくれたらいいのに。からだが大きいからといって勝手なことはしないように、とか。

若林　本当は上限量があるにはあるんですけど。たとえば、仲野先生の奥さんがこむら返りのときに飲んだ芍薬甘草湯は、毎日飲んじゃいけないと書いてあるはずです。でも、誰も読まないのよね。漢方にも副作用ありますから、要注意ですよ。仲野先生も、葛根湯一〇錠はダメよ。

仲野　反省、これから気ぃつけます。

東洋は混ぜる、西洋は混ぜない

仲野　ちょっとまとめますと、漢方は「配合する」「混ぜる」というのが肝ということですね。それに対して、西洋の薬は、単一の成分からなるものがほとんどです。もちろん、がんや感染症で、複数の薬剤を併用することはありますが。

若林　いまでこそ化学合成された薬が当たり前ですけど、西洋医学の場合は歴史的に見ても単体の薬草を使ってきたんですか？

仲野　近代医学になってからはそうでしょうけれど、昔はどうかなぁ。

若林　東洋医学の薬は、登場する時点ですでにゴチャっと混ぜられたものなんですよ。「効くものを混ぜてみよう」という東洋と、「よく効くやつは単体で」という西洋。設計思想が違うんですよね。文化的な違いなんでしょうか。

仲野　ディオスコリデスの『薬物誌』を読んでも、西洋医学と東洋医学の違いがわかります。ディオスコリデスは軍医として従軍するなかで、生薬として有効な動植鉱物を六〇〇種あまりも調べあげて、用途に応じて分類しています。前にもすこし話にでましたけど、これはルネサンスまで読み継がれたという、古代のすごい医薬書です。二〇二二年に日本でも全訳が出ました。[*20]

たとえば「ケシ」の項目。鎮痛薬。過度に用いると、脱力感、さらには死に至る場合もある。アヘンですからね。

若林　そりゃそうだ（笑）。

たしかに、ディオスコリデスの本も、薬効成分があるものを複数混ぜるという記述はあまり見られないですね。いろいろ混ぜてスープにするという記述はあります

＊20【『薬物誌』全訳】『ディオスコリデス薬物誌』岸本良彦訳、八坂書房により出版。

けど。

それでいうと、東洋医学のほうはやっぱり「混ぜる」ところからスタートしています。『神農本草経』のなかには、どういうふうに組み合わせるかという原理原則が書いてあるんですよ。この本は編者も成立年もわかっていないのですが、おそらく一～二世紀頃に書かれたと考えられています。三六五種の動植物・鉱物の効用がまとめられているのですが、人体に作用する強さを上薬・中薬・下薬に分類して記しています。上薬は食物そのものです。中薬はおだやかな作用の生薬を指していて、毒があるものも、ないものもあります。下薬が私たちが思うような薬で、毒が多いので長期間服用しないようにと戒められています。

仲野　すみません、またちょっと疑ってますけれども、混ぜるのに原理原則があるんですか？

若林　陰陽と、酸《さん》・苦《く》・甘《かん》・辛《しん》・鹹《かん》の五味などの調和をとって組み合わせないといけないんです。東洋医学的な原理原則ですね。この原理原則を守ると、からだを温める薬をつくる場合でも、ちょっとだけ冷ます薬を入れたりするんですね。あとは、君薬《くんやく》・臣薬《しんやく》・佐薬《さやく》・使薬《しやく》と呼ばれるんですが、いわば王様と臣下と補佐役と使いっ走りに薬を分けて、主成分に補佐する成分、行き渡らせる成分を付け加えて配合し

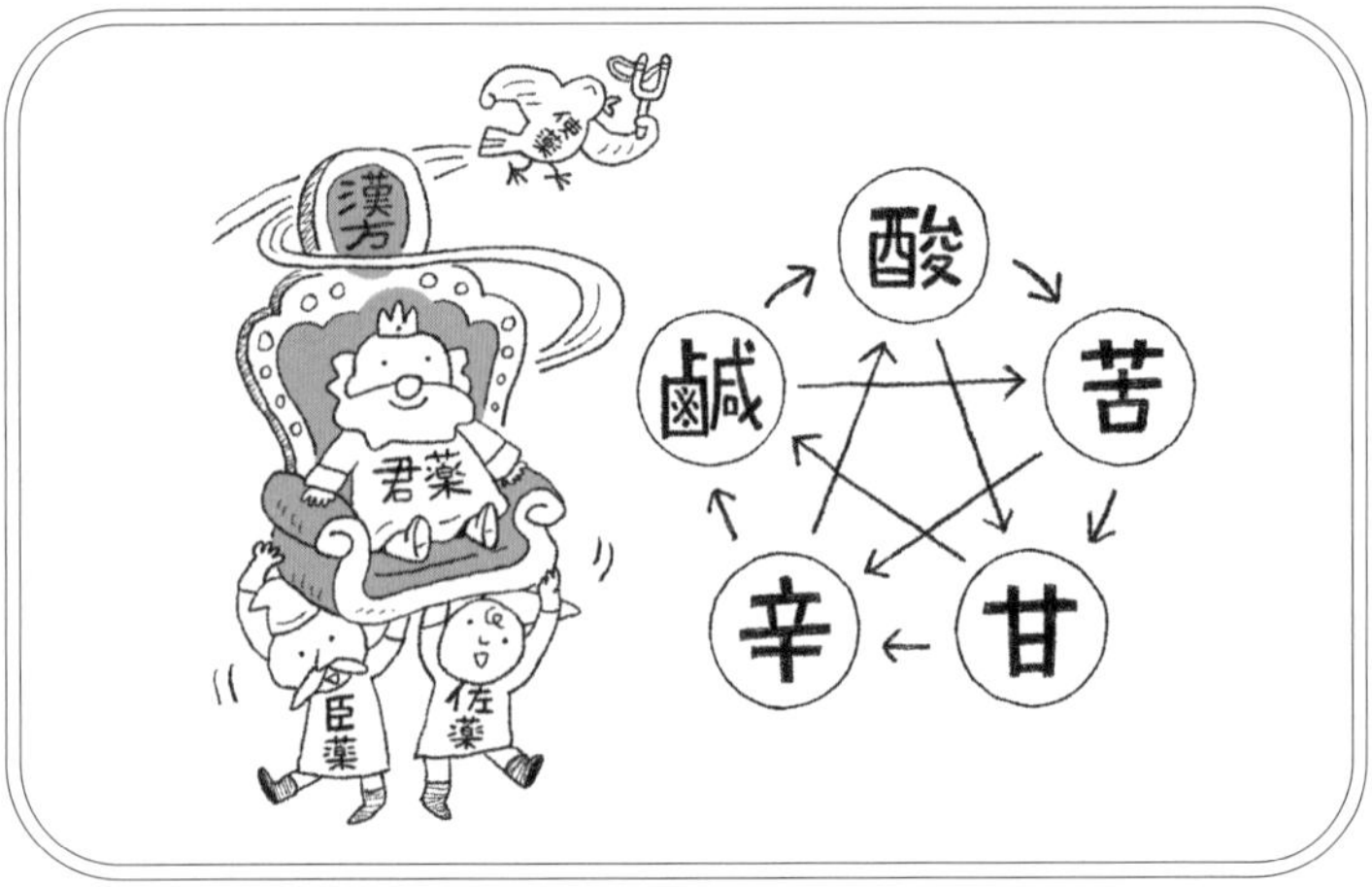

図4　漢方の混ぜ方

ます。先ほどお話しした上薬・中薬・下薬のことを、『神農本草経』ではそれぞれ君薬・臣薬・佐薬と使薬としています〔図4〕。

ちなみに鍼灸師はそんなに漢方に詳しいわけじゃないんですよ、私が個人的に勉強してるだけでして。葛根湯の生薬は葛根・麻黄・大棗・桂枝・芍薬・生姜・甘草で構成されてますが、このうち名前に使われている葛根が君薬。臣薬が麻黄、佐薬は桂枝・芍薬、使薬は生姜・大棗・甘草だとされます。このなかで、芍薬だけからだを冷ます力があり、それ以外は中庸ないしは温める作用があります。葛根湯はからだを温めて寒い風邪を治す薬なのですが、そのなかにひとつだけ冷ます薬が入っています。こうやって陰陽のバランスをとることがよくありますね。

仲野　甘さとしょっぱさの塩キャラメルなんかと発想が同じってことですかね（笑）。理屈があるといえばあるし、ないといえばない。とか言うと、どこかからお叱りがきそうですが。

若林　陰陽のバランスを取るという考え方が薬をつくるときにも現れているから、単剤で使うよりも、混ぜて相対としてバランスが取れているものを使おうという考え方なのかもしれないです。

仲野　陰陽かぁ、やっぱり哲学なんや。何かを抽出するという発想はあまりなかったんでしょうか？　煎じるとか、組み合わせるというのは非常によく出てくるけど、そこから何か有効成分を取り出したりは……

若林　ないです。あんまり蒸留するといった技術には向かわなかったんですよね。

仲野　漢方はいろんなもんを組み合わせることが基本にあるから、純化していくのとは真逆の発想なんですかね。

若林　そうですね、プラスしていく方向です。果てしなく組み合わせてゆきます。

仲野　そこらへんが非常に大きな考え方の違いかもしれません。最近に開発された西洋医学の薬というのは、動物実験などで作用機序が判明していて、ピンポイントで効果を発揮する薬が王道ですから。

若林　西洋はあんまり配合するっていうほうにいかなかったんですよね。私の乏しい所見からですけれども、ヨーロッパだと民間薬のなかには配合するものもあったのですが、それも効き目が強いものではないです。その代わりなのか、配合するものとしては香水とか化粧品が勢力を拡大していく。

仲野　香水と薬草って似た側面がありそうですね。植物由来で、気分をよくするような働きのあるもの。

若林　そう、だからなのか、現代ヨーロッパのハーブ薬局が扱う伝統薬は、なぜか化粧品か香水などと一緒に扱われているのですよね。ドイツのケルンでは、一七〇九年に開発されたと言われるオーデコロンの元祖が売られていたりしますし。

仲野　ヨーロッパではいわゆる古来からの民間医療は、完全に絶えてるんですかね？

若林　おそらく、絶えてしまってます。いまあるのは、ハーブを組み合わせてハーブティーにするというもの。フランスのモーリス・メセゲ[*21]っていう人が始めた「ティザーヌ」と呼ばれる新しい手法です。ハーブティーを植物療法的に使う考え

＊21【モーリス・メセゲ】
一九二一年、フランス生まれ。農業を営む父が植物でさまざまな治療を行なっていたことに影響を受け、薬用植物治療の道へ。詩人のジャン・コクトー、英国のチャーチル元首相らを治療したことでも有名。

方を復活させたんですよ。

　なぜ民間療法が途絶えてしまったかというと、キリスト教の伝播によって薬草などが魔女と結び付けられていったからです。メディスン・ウーマン、メディスン・マンは悪魔だと名指されて殺されてしまった。

仲野　魔女狩りが一番盛んやった頃ということは……

若林　一五世紀から一七世紀頃ですね。全ヨーロッパで約四〜六万人処刑された。

仲野　それはもう怖くてやってられへんわなあ、どんだけ儲かっても命には代えられへん。民間療法について、文献的にも残ったりはしてないんですかね。

若林　おそらく民間の信仰に関する書物の類はもう残っていません。ウーマンリブなどの関係で現代に魔女術を復活させてる人たちがいるのですが、彼らも残っている文献に基づいているわけではないと思います。

仲野　そういう歴史があって、西洋の「混ぜる」勢力は消えてしまったのかもしれませんね。

『神農本草経』に調合の原理原則が書かれているということでしたけど、漢方の体系というのは誕生したときからほぼ完成された考え方なんですか？

若林　そうですね、その後ほぼ変わっていません。その理由は、薬が登場した初期の頃からわりと効く薬があったからだと思います。葛根湯も、張仲景という後漢時代の医者がつくって、それがいまだに使われてるわけです。張仲景が編纂した伝統中国医学の古典『傷寒論』が紀元二〇〇年頃の本ですから、葛根湯はその時代から変わってないということ。その当時からあった病気に対しては一定の効果を示してくれる。はじめの頃の薬がちゃんと効いてしまったから発展させるという発想にならなかったのかもしれません。

仲野　西洋はすこし違って、水銀とか、瀉血とか、危険なものでも、目に見える効果があるものを取り入れていくという方向性だったのかもしれんですね。

若林　薬だけじゃなくて、鍼灸治療も、『黄帝内経』が登場した段階でほぼほぼできあがっていたんです。それ以降、古典の原理原則から大きく外れることはなくなり、現代に至ってようやく西洋医学的な鍼灸が研究されるようになりました。これらは古典の原理原則から離れるものです。

西洋医学は不完全さを自覚していたから、先に進んだんだと思うんですよ。東洋医学はそもそもが「調和」とか「完全体」みたいなイメージをもっていたので、変化させるのが難しかったのではないかと。

仲野　西洋医学には科学《サイエンス》の考え方が色濃く入ってきたというのもあるでしょうね。

科学というのは一七世紀頃に西洋で「発明」されたけれど、中国ではそういった考え方ができてこなかった。物事の原理を明らかにしていくとか、物事をどんどん細分化していくとか。その点はかなり大きな違いですよね。

いわば、自転車と自動車のようなものかもしれません。このふたつは発明された時代はそんなに変わらない。でも、自転車はいつまでも自転車のままだった。ブレーキとかクッションとかギアがついたけど、基本構造は変わってない。東洋医学は自転車のようなものかもしれません。一方、自動車はいろいろなものを受け入れて、もはや飛行機から空飛ぶ車にまで発展していった。

そういえば、自動車が発達したとしても、自転車がいらんようになるわけではない。そういうとこも似てるかも。

コラム

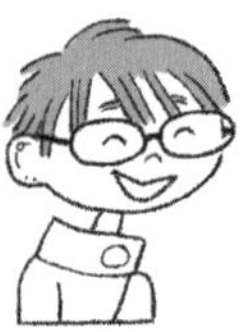

漢方エキス剤という
ステキなモノ

漢方薬は古来中国では「湯液《とうえき》」と呼ばれており、生薬を煮出して濾して使うものでした。ひとつひとつの生薬を乾燥させて保存、使う都度刻んだり潰したりする手間があり、一度煮出したものはその日のうちに飲み切るのが基本。出かける際に持ち歩くのはとても不便な代物です。しかし、現在、日本における漢方といえば、エキス剤です。一回使用分ごとにパウチ包装されており、粉末や顆粒状、錠剤の形でどこにでも携帯できる便利なものとなりました。そんなエキス剤は、湯液発祥の地である中国ではなく実は日本で発明されたのです。意外でしょう?

一番最初にエキス剤を精製することに成功したのは、戦時中の昭和一八（一九四三）年に設立された国立東亜治療研究所の所長板倉武でした。その後、細野史郎氏の聖光園細野診療所が昭和二五（一九五〇）年頃よりエキス剤化を試み、湯液と同じ効果が出せるエキス剤を完成させました。昭和三二（一九五七）年には、一般用漢方薬三五種類のエキス剤が小太郎漢方製薬株式会社から発売されました。その後、同・小太郎漢方製薬株式会社のエキス剤四処方が薬価基準に収載され、これによって保険で漢方エキス剤が使用できるようになります。その四処方とは、十味敗毒湯《ジュウミハイドクトウ》・葛根湯・五苓散・当帰芍薬散だったそうです。

そして現在では、医療用漢方薬市場におけるツムラのシェアは、二〇二三年三月末時点では八四・二パーセントになっています。病院で使われている医療用の漢方エキス剤はほぼツムラさんのものだと言っていいでしょう。ということで、ツムラさんにいくつか質問を投げてみました。

【ツムラさんからの回答】

Q1．ツムラといえば中将湯《チュウジョウトウ》。ツムラの原点だと言える薬でしょう。これは厳密に言うと「漢方製剤」ではなくて、いわゆる家伝薬と言われるもので、津村家に代々伝わる和漢薬の処方です。いわゆる女性の血の道症に効果があります。この中将湯なのですが、エキス剤の「中将湯ラムール」にはエンゴサクを加えたのはなぜですか？　振り出し（小袋に入れて湯に成分を溶け出させて飲む）の中将湯と生薬が違うことに興味を覚えました。また、錠剤という剤形にした理由もよろしければご教授ください。

A．鎮痛作用のあるエンゴサクを加えることで、より痛みを感じる症状への効果を期待したためです。エンゴサクは、活血作用、理気作用、止痛作用を併せ持ち、血流や気持ちが滞っておこる不調を改善します。また、漢方では「不通則痛」という言葉があり、巡りが悪くなると痛みが発生すると考えます。

エンゴサクは直接的な鎮痛作用に加え、血流や気分の巡りを改善することでストレスを抱える女性の諸々の痛みを緩和する生薬です。また、中将湯の剤形を糖衣錠へ変更した経緯は、生活様式の近代化にあわせ、時間がないときでも飲みやすく、持ち運びしやすくするためです。

なるほど、現代の生活に合わせて糖衣錠にしたのですね。エンゴサクは気うつに効果があるわけで、社会に出て働く女性のストレスフルな状況に合った処方にしたと言えそうですね。

Q２．これだけ数があるとなると、使用期限があるし、いつでも全種類在庫しておくのが大変じゃないかと……どう管理なさっているのですか？

A．弊社では多くの人手が介在してきた工程を自動化する装置を開発し、生産性を高めてきました。その一環として、在庫量の適正化を図るＤＸも併せて推進しています。また、当社の漢方製剤は一二九品目あり、原料となる生薬は一一九種類が必要です。生薬は植物が多く、天候不順や自然災害などに備え、在庫は平均で約二年分を確保し安定供給に努めています。（https://www.tsumura.co.jp/corporate/quality/）

なるほど！　原料になる生薬を二年分確保し、ＤＸにて在庫量を調整しているわけですね。そして原料そのものを、加工せず低温倉庫にて保管。考えてみたらそのほうが合理的ですね。それにしても一一九種類の生薬を二年分確保とは、いったいどんな大きさの倉庫なんでしょう……。

Q3．なぜほとんどのエキス剤を一袋二・五グラムに調整されているのですか？逆に三グラムや三・五グラムになっているものが数種類あるのは？

A．漢方エキス製剤は乾燥エキスと賦形剤などの添加物でできています。各処方により得られる乾燥エキス量は異なりますが、基本的に七・五グラム／日とするように添加物の量を調節して製剤設計しています。

しかし、処方によって乾燥エキス量が多い場合、または製剤化するうえで多くの添加物を必要とする場合は、七・五グラム／日を超える製剤量としています。

得られるエキスの量は処方によって違うのですね……言われてみたら当たり前ですね。すべての処方が同じ分量になるように添加物で調整をかけていると。パッケージングして大量生産するのだから機械にとってもそのほうがよいですね。

Q４．漢方のもとになる生薬を一部日本（東北や北海道）で栽培されているとHPで拝見したのですが、東日本大震災後は管理などにご苦労があったと推測しております。震災後の管理など、なにか変わられたことはありますか？

A．お気遣いをいただきありがとうございます。

東日本大震災に限ったことではありませんが、予期せぬ天候不順や自然災害の発生、不安定な社会情勢を起因とする需要、供給等の急激な流通不安による原料生薬の調達リスクを認識しています。このようなリスクに対する軽減措置として、生産施設の免震・耐震構造の導入や、製造拠点・製品供給拠点の分散化、国内外での生薬調達先の拡大等の対策に取り組んでいます。

不安定な社会情勢に起因する需要……現在、コロナウイルス感染症に関連して咳止め関連の漢方に出荷調整がかけられるなどしています。二年分の生薬在庫が払底しそうなくらいの出荷だったということなのでしょう。やはり疫病というものは恐ろしいですね。

（若林）

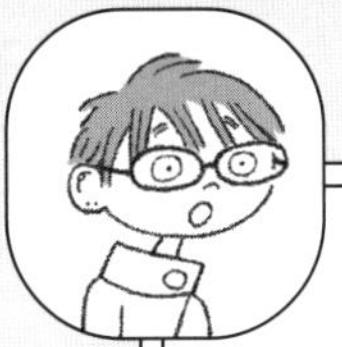
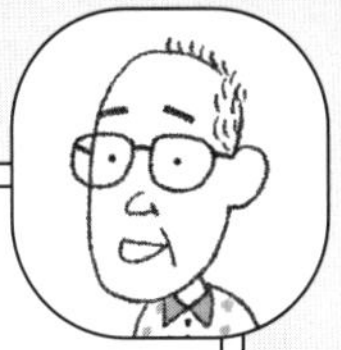

第6章

くすり・後篇

知ってるつもりの西洋薬の知らない話

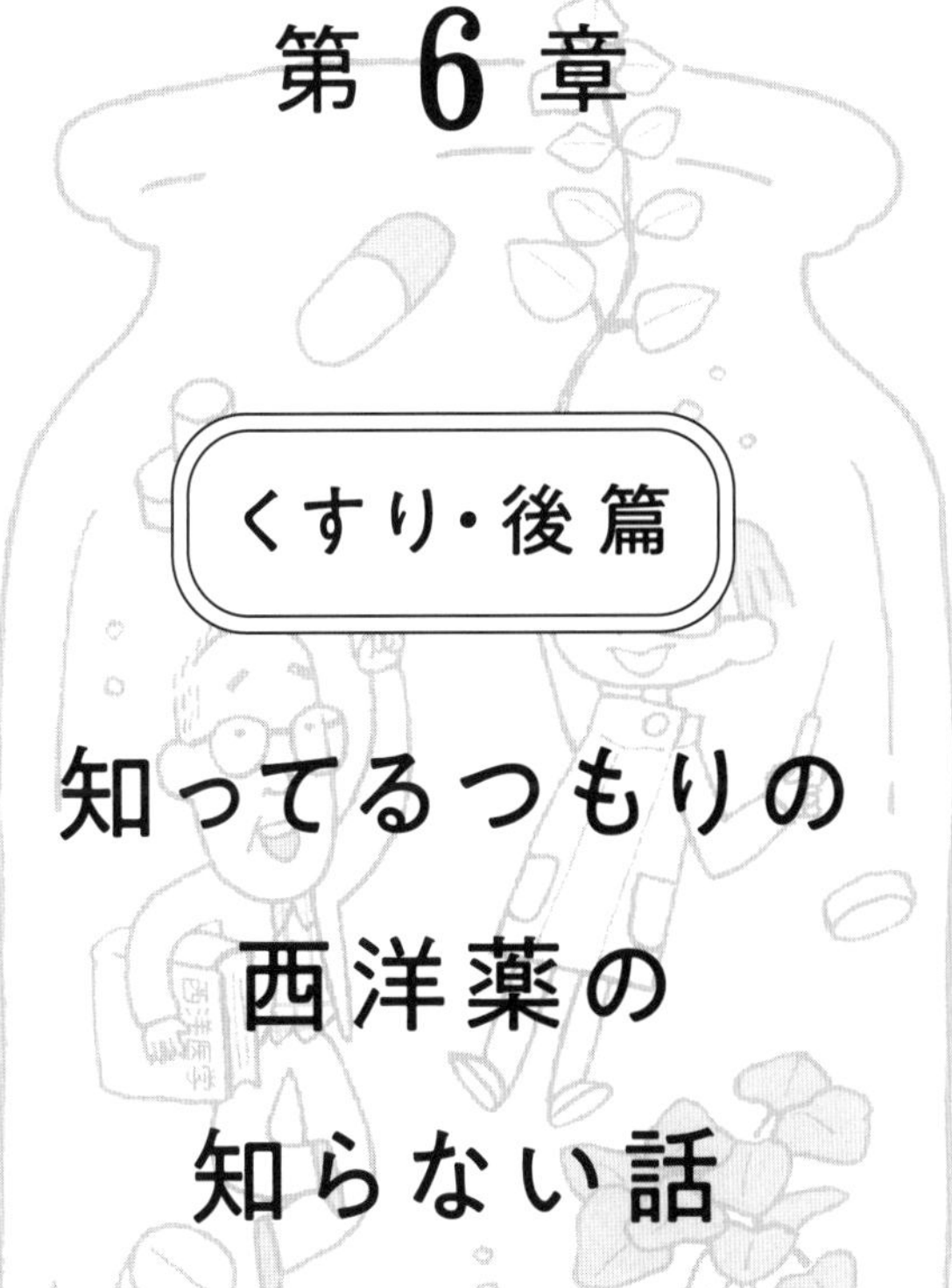

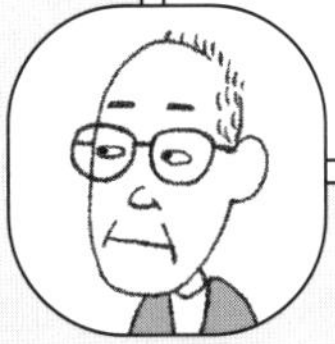
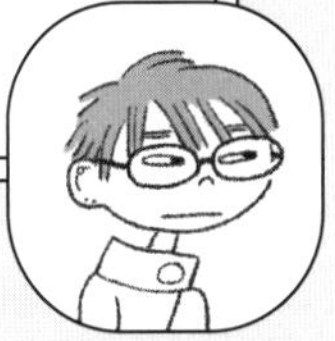

西洋の薬のはじまり

仲野　前章では漢方の話をしたので、今度は西洋医学の薬の話をしていきましょう。すでにお話ししたように、西洋ではアヘンとか水銀とかだけでなく、植物も用いられてました。そのあたりは漢方と同じですね。あまりにたくさんの例があるので当たり前みたいに思われてますが、植物の成分が人間に薬として効くというのは不思議です。そんなために進化したはずないのですから。

そして現在使われているのと同様の薬、つまり化学合成で薬がつくられはじめたのは、一九世紀後半です。一番最初に化学合成でつくられた薬は、かの有名な「アスピリン」。この薬、どうやって発明されたか知ってはります？

若林　もともとはギリシャの医者ヒポクラテスが、柳の樹皮を解熱鎮痛に用いていたんじゃなかったですか？

仲野　そうなんですよ。柳から抽出した成分がサリシンで、それが分解されるとサリチル酸ができることもわかりました。ちなみに、サリシンは柳の学名サリュック

＊1【フェリックス・ホフマン】ドイツ・バイエル社の化学者。一八九七年にア

から命名されたものです。そして、副作用を小さくするために、それにアセチル基を付けたのがアセチルサリチル酸、つまり「アスピリン」です。フェリックス・ホフマン博士[*1]という人が一八九七年に発明して、ドイツのバイエル社が売り出しました。ということになってますが、実際にはホフマンの同僚であったユダヤ人のアイヒェングリュン[*2]の働きのほうが大きかったようです。

ともあれ、たぶん発想としては西洋も漢方も一緒。柳は漢方的にも陰性の植物でしょう。だから熱に効くんちゃうかって使われだしたのがはじまりなんですよ、きっと。ディオスコリデスの本にも痛風の治療薬に柳の樹皮が出ていますから、古代ギリシャ・ローマの時代から効果が知られていた。これを研究して化学合成でアセチル基をつけて安定性の高いものをつくったら、もうめちゃくちゃに売れて売れて……。いまでも世界で最も販売量が多くて、中国だけで年産一二〇〇億錠を超えるとか。ホンマかいなという数です。

このように、西洋の薬というのは、薬効成分があると思われる動植物から、その成分だけを取り出す、抽出する、そして合成するという方向に進んできたわけです。

植物を原料にした薬はけっこうあります。二〇一五年にノーベル生理学・医学賞をもらった、マラリアの治療薬アルテミシニン[*3]も薬草が原料です。いまはもう化学

セチルサリチル酸の合成に成功したほか、ジアモルヒネ（ヘロイン）を再合成したことでも有名。

＊2【アルトゥール・アイヒェングリュン】化学者。一八六七年生まれ。バイエル社に腕を見込まれ、ホフマンと共にアスピリン開発を成功させる。ユダヤ人だったため、ナチスの台頭によりその功績はホフマンだけのものになった。淋病の薬プロタルゴールをつくった。一九四九年没。

＊3【アルテミシニン】抗マラリア活性効果のある薬。ヨモギ属の植物であるクソニンジンからつくられた。

合成できるようになってるはずですが。
あとタミフルは先にも話しましたが、八角を原材料にしてつくられたんですよね。あの中国料理にかかせないスパイス、八角そのものがインフルエンザに効くわけではないんですかね?

若林 そうなんです、八角そのものは効かない。効くのはオセルタミビルという成分で、現在は八角から取るのではなく合成されたものが使われています。タミフルは、麻黄湯にヒントを得ているんでしょうね。麻黄湯がインフルエンザによく効くから、そのなかの成分でどれか使えないのかと考えたみたいです。実際、麻黄はインフルエンザの症状を鎮めます。だけど、麻黄湯を分析しても抗インフルエンザウイルス薬には結びつかず。ほかに効くものがあるのではないかと研究していた生薬のなかに八角が含まれていて、発明につながったと聞いたことがあります。

麻黄湯といえば、北里大学がひとつ面白い実験をしていました。麻黄の有効成分と考えられていたエフェドリンアルカロイドを抜いた麻黄エキスを使って、軽度のコロナ感染症を治せるか、といった治験でした。エフェドリンは高血圧や動悸などの副作用が起こることもあるので、もともと高血圧症の患者さんには使えない。エフェドリンを除去した麻黄でも効くなら、もっと使える患者さんが増えると考えたうえでの実験でした。結局、エフェドリンは有効成分だと考えられていたけど、咳止めにしか効かなかった、っていうのがことの着地点だったんですよね。だから、エフェドリン抜きの麻黄エキスでも効果があったようです。

仲野　なるほど、そのあたりは発想はちょっと西洋医学的ですね。歩み寄ってきてるんかしらん。

若林　そうですね、漢方も少しずつ科学的に解明されつつあります。

「なぜ効くか」を調べる

若林　西洋の薬の場合は、有効成分がどう効くのかはすべて証明されているんですか？

仲野　基本的には、ほとんどがわかっていると言っていいと思います。薬として使われ始めた当初はわかっていなかったものも多いですが、そういった薬でも、西洋医学は「どうして効くのか」を科学的に調べますから。

アスピリンは、先に書いた事情ですから、最初は薬が効く仕組み、難しい言葉で言うと作用機序なんかわかってなかったんです。柳は陰気くさい木だから効果があった、という程度で。なんやねんそれは、という感じですが、最終的にわかった作用機序は非常にわかりやすくて、プロスタグランジン（ＰＧ）の合成を抑えるから効くというものでした。プロスタグランジンというのは、炎症のときに産生される物質で、痛みや発熱を引き起こします。プロスタグランジンにはいろんな種類があるんですけど、それをつくる一番大元にある酵素がシクロオキシゲナーゼで、アスピリンはその酵素を阻害するからプロスタグランジンがつくられなくなるのです。

アスピリンのもうひとつの非常に大きな効果は、凝固を抑制する、つまり血栓をつくりにくくする、血を止まりにくくする作用です。血小板に働きかけて、血小板が凝集しにくくします。これはまったく想定外の機能だったわけですが、結局それも、シクロオキシゲナーゼの阻害という同じ薬理作用で説明がつきます。

ちょっと専門的で難しいかもしれませんが、医学的にはものすごく明快な理由があるということです。

医学界の大発明であるペニシリンも、はじめはもちろん、どんな作用機序かはわかってなかった。有名な話ですけど、青カビが生えている周りに細菌が生えないことにアレクサンダー・フレミング[*4]が気づいたのがペニシリンが発見されたきっかけ

＊4【アレクサンダー・フレミング】イギリスの細菌学者。一八八一年生まれ。第一次世界大戦の際にフランスの野戦病院に派遣され、感染症によって命を落とす兵士を見て、感染症研究に進むようになる。一九四五年、ノーベル生理学・医学賞受賞。一九五五年没。

です。このフレミングってすごい人でね、その前にリゾチーム[*5]という酵素も発見してるんです。そのときも、シャーレに細菌をまいて実験したんですが、そこに鼻水たらしてしもたらしい。

若林　それ、実験としてダメでは（笑）。

仲野　ですよね。そしたら、鼻水の周りの細菌が溶けてるから、「うん？　鼻水になんかそういう物質あるんとちゃうか？」って思って調べて、細菌の細胞壁を壊す酵素であるリゾチームを発見した。ペニシリンのときも同じように細菌を生やしたシャーレを置いといたらカビが偶然入り込んで、それがきっかけでペニシリンを発見した。フレミング、実験下手やんなあ。

若林　いや、本当に。

仲野　見逃さなかったのはすごいけど、めっちゃ幸運に恵まれてますよね。都市伝説みたいですけど、リゾチームのときは、「なんや知らんけど細菌が溶けてる」ってフレミングが捨てようとしたところへ、実験助手が「先生、これ、なんか重要な物質があるんとちゃいます？」って言ったという話まである。

若林　（笑）。

仲野　ほんまかどうかわからないですけど、ほんまやったほうがおもろい。フレミ

＊5【リゾチーム】 細菌を保護している細胞壁を攻撃する酵素。

ング、うっかりさん説。

それは余談として、いまわかっているペニシリンの主な作用はこうです。細胞には細胞膜がありますよね。我々のからだの細胞でも細菌でもそれは同じ。細菌には、そのさらに外側に細胞壁というのがあって、ペプチドグリカンが主要な物質です。ペニシリンはそれの合成を阻害することによって細菌を殺してしまうのです。ペプチドグリカンの合成系は細菌にしか存在しない。我々の細胞にはないわけですから、細菌にだけ効くのであります。

このように偶然見つけられたお薬でも、いまはそのほとんどが作用機序がわかってます。医学と科学の勝利ですわ。

若林 だんだん解明されてきたってことなんですね。

西洋でも薬は効きゃあよかった

仲野 昔からある薬は、「どうしてかわからんけど効きますな」って使われていて、効く理由は後付けだった。でも、最近は、「ドラッグデザイン」という考え方が主流になっています。たとえば抗ウイルス薬では、ウイルスの遺伝子によってつくられるタンパク質の機能と構造がわかっていて、それに作用するような薬を開発するんです。昔は当て物みたいなやり方だったのですが、それだと莫大な時間と費用がかかる。ドラッグデザインが導入されたことで、より早く、たくさんの種類の薬がつくられるようになった。……のではあるのですが、だからといって薬が安くつくれるようになったわけではないんですよ。

若林 やたら値段が上がってきてますよね。

仲野 不思議なことにね。

ドラッグデザインにも関係するのですが、いま新しい薬をつくるときにまず求められるのは、「プルーフ・オブ・コンセプト（ＰｏＣ）」というやつです。どうしてこの薬が効くか、概念的に証明する必要があります。

言ってみれば、アスピリンにしてもペニシリンにしても、昔は「ＰｏＣゼロ」やったわけです。効いたらＯＫで、あとからＰｏＣがついてた。

ただね、ＰｏＣの根拠とされてた論文が再現できなかったという例がたくさん報告されています。それに、ＰｏＣがあるからといって、そのＰｏＣのとおりに効いているとは限らないことも！

若林　えぇ!?

仲野　多くはないけれど、ときどきあるんですよ。

ドラッグデザインでは、ある分子をターゲットにして、それに働きかけるように薬をつくりますが、本来のターゲットとは違う分子に効くといったことが起こりえます。これを「オフターゲット効果」と言います。副作用を引き起こすことがあるので好ましいことではないのですが、ＰｏＣどおりではないのだけど、ほかの病気に効いてくれるということもあるのです。これはもう仕方がない。ちょっと漢方っぽいですけど、もう効くからしゃあないんやん！みたいな感じ。効くけどＰｏＣないからダメ、とは言えませんから。

有名なのは、専門としていたエピジェネティクス関係のお薬です。エピジェネティクスについてはややこしいので、詳しくは拙著『エピジェネティクス　新しい生命像をえがく』（岩波新書）を読んでください（笑）。ごく簡単に話しますと、ＤＮＡはＡＣＧＴという四つの塩基からできてまして、そのうちのシトシン（Ｃ）は、メチル基がくっつくかどうかで、遺伝子が働くかどうかがすごく変わるんです。そのメチル化を阻害するアザシチジンという薬があります。昔から使われていたのですが、薬としてではなくて、研究用の試薬でした。たとえば、線維芽細胞という何の変哲もない細胞にアザシチジンをふりかけてやると、細胞の性質が変わって筋肉細胞になることがある。

この薬は、骨髄異形成症候群という病気の治療に使われています。聞きなれない病気かもしれませんが、高齢者に好発する弱い白血病みたいな病気です。死亡率が高いし、あまりよい治療法がありません。その患者さんの血液細胞を取ってきて調べたら、ＤＮＡのメチル化率が高いことがわかった。だから、それを阻害してやったら効くんちゃうかと、アザシチジンが使われました。すべての人に効くわけではないし、完全に治るわけではないのですが、延命効果が認められました。

この場合のＰｏＣはすごくわかりやすいですね。病気の細胞のＤＮＡのメチル化が上がってるから、それを阻害してやったらいいんじゃないか、という発想。でもね、それが理由で効いてるんではないということがわかっています。けっこう研究されてるんですけどね、いまだにどうして効いているかがわからない！

若林　えー！　そんなわかりやすそうなのに、違ったとは……。

仲野　なかにはこういうこともあるわけです。一方、抗体医薬は一番効き方がわかりやすい例です。抗体はターゲットとするタンパク質に特異的に結合しますから、そのタンパク質の機能を特異的にブロックして効果を発揮する。我が師匠である本

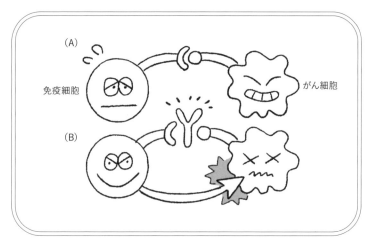

図1　オプジーボの効き方

免疫細胞(T細胞)は、がん細胞を認識して攻撃する能力を持っています。しかし、がん細胞の表面にはPD-L1というタンパク質があって、免疫細胞の表面にあるPD-1と結合することにより、その攻撃力を無力化します(A)。オプジーボはPD-L1とPD-1の結合を阻害することにより、免疫細胞ががん細胞を攻撃できるようにする抗体医薬です(B)。

庶佑先生がノーベル賞をもらわれた、オプジーボというお薬もそうです。あの薬はPD‐1というタンパク質にくっついて、その機能を止めることで、免疫細胞の一種であるT細胞のがん細胞への攻撃力を回復させるというものです〔図1〕。

一般的に、抗体医薬というのはドラッグデザインとしては完璧で、PoCもむちゃくちゃわかりやすい。開発における失敗も少ないし、副作用もある程度予測できる。製薬会社が抗体医薬の開発に資金をつぎ込むのはそれが理由です。

ただ、問題点は製造コストが高いこと。いまのところ、安くなる見込みがあまりないようです。抗体を効率的に安くつくる方法が開発できたら、まちがいなく大儲けできるでしょうけれど。

抗体医薬と同じように効果が非常にわかりやすいのは、インスリンのような生物製剤です。インスリンは言わずと知れた血糖値を下げるホルモンです。我々のからだがつくってる物質を使うわけですから、効いて当然です。昔はブタから抽出したインスリンが使われていました。ブタのインスリンもヒトに効くのですが、構造が少し違います。だから、それに対して抗体ができてしまう人が出てきます。でも、いまはもう、遺伝子工学でつくったヒトインスリンが使われていますから、そのような副作用は完全になくなりました。

若林　免疫といえば、うちの息子が川崎病に罹患したことがあるんですが、そのとき免疫グロブリン製剤[*6]という薬を使ったんですけど、あれもどうして効くのかわからないと聞きました。

仲野　あぁ、そうでしょうね。川崎病でも効く場合と効かない場合があったりする。

若林　コロナが流行した初期にも使いましたよね。

***6【免疫グロブリン製剤】**　血液のなかにある免疫グロブリンを薬にしたもの。免疫グロブリンは抗体としての機能をもつタンパク質。

仲野　免疫グロブリン製剤というのは何かというと、いろんな人の血漿《けっしょう》を集めて精製された免疫グロブリンなんですよ。なので、何に対する抗体がどれくらい入ってるかわからない。

若林　いろんな人の免疫をごちゃまぜにした謎の一本。

仲野　なぜ効く人と効かない人がいるのか、原因は大きくふたつ考えられるでしょうか。そもそも川崎病は原因がはっきりわかっていない。ということは、原因がひとつとは限らないわけです。免疫グロブリン製剤を使っても効く人と効かない人がいるというのは、もともとの発症要因が異なっている可能性がある。

あともうひとつ考えられるのは、免疫グロブリン製剤のロットによって入ってる抗体が違うという可能性。たくさんの人の血液から製剤してますから、あまりないとは思いますが、否定はできません。

若林　その可能性あるなって思いました。

仲野　宝くじみたいな。

若林　外れもあるんじゃないか。

仲野　まぁ、早い話が、効くことがあるから使われるわけです。現在はすごくわかっているけれど、西洋医学も昔はそんなもんやったということです。いまはもう、とりあえずはＰｏＣが必要、納得できる作用機序が明らかでない薬をつくるのは難しいということです。

でも、不明だった効き方を調べていくことで、すごく面白いことが発見された例もあります。タクロリムス（ＦＫ５０６）という免疫抑制剤がその好例です。拒絶反応の抑制剤で、臓器移植にしか使われないから、一般には耳慣れない薬です。

藤沢薬品工業、いまのアステラス製薬が、一九八三年に筑波の土壌からタクロリムスを発見しました。細菌がつくる物質で免疫抑制効果のあることがわかったのですが、どうして効くかは最初まったく不明でした。その後、タクロリムスに結合する非常に重要なタンパク質が細胞のなかにあるということが明らかになって、そこから新しい研究が展開され始めた。つまり、新規物質から我々のからだにおける重要なタンパク質が発見されたんです。

若林　へー、それは面白いですね。

薬理学の知識爆発

仲野　薬に関しては、この何十年かで本当に目を見張るような進歩がありました。西洋医学の知識はもう膨大で、どれぐらい膨大か誰にもわからないくらいでしょう。医学生だった半世紀近く前に、一世代前の先生から、医学知識は自分らの頃の三〇倍ぐらいになっていると教わりました。それから半世紀の間に、さらに三〇倍以上、たぶん一〇〇倍くらいになってるはずです。かけ算したら一〇〇〇倍以上です。だからすべての知識なんて、とても覚えられなくなってます。

若林　ものすごい量になってるんですね。

仲野　北杜夫のエッセイとかにも書いてありますけど、昔は解剖学をものすごく細かく教えてて、神経の名前もラテン語で覚えないとあかんかった。僕らの頃も多少その傾向は残ってました。昔はほかに教えることが少なかったから、そんなことまで記憶させてたんです。覚えたところでまったく意味ないのに。

若林　いまはそれ以外がよっぽど大事にされていますね。

仲野　肉眼的に見る解剖学も必要ですが、もっとミクロの細胞生物学とか、分子レベルの生化学とか。病理学なんかも、昔は半分解剖学みたいな感じでしたが、いまは全部分子レベルでの話になってます。薬理学なんか、もう知識が増えすぎて勉強するのが悲惨ですわ。

僕が医学部を出た頃は、いまと比べると効く薬は数えるほどしかなかった。抗生物質と、ある種の抗がん剤と、ステロイド。ほかにもいくつかはあったけど、本当に少なかった。それと比較したら薬の種類は爆発的に増えてる。

昔は内科のお医者さんひとりでどんな病気でも診てましたけど、いまは内科でも、病院へ行くと、循環器内科、消化器内科とかに分かれてます。なんでこんな分かれてんの？って思われるかもしれないけど、情報量が増えすぎて、ひとりで内科全体の治療法を詳しく理解することが難しくなったというのが大きな理由です。人間の頭には限界があるからしょうがないということです。

新しいものがどんどん出てくるけど、高齢の先生はどうしても自分の使い慣れた薬を使いたがる傾向があるそうです。分野にもよりますけど、年齢の違いによる処方の違いがある程度は出てくる。若い人は新しいものを使いたがる傾向があるし。それもしゃあないでしょう。

若林　よく聞きますね。これいま使わないよっていう薬を処方されるとか。

仲野　僕は臨床から離れて長いですけど、「え、その薬まだ使われてるの？」と思うときありますからね。

若林　古っ！ってね。

仲野　でもね、そういうのは、すごくいいお薬なんだと思います。偶然とはいえ、初期に見つかった薬は基本的によく効く。アスピリンも、いまだに大量に使われてるんですから。

若林　使い勝手がいいんですよね。カロナールとかもそうですね。ほかにもいろんな熱冷ましがありますけど、カロナールは子どもも高齢者も全員使える。ほかの薬と一緒に飲んでも副作用が起こりにくいんですよね。

仲野　そういえば、新型コロナのときも、カロナール（薬物名はアセトアミノフェンですが）を使っていいですかという質問がよく出てましたね。

若林　そうそう、まずはカロナールだ！って。

仲野　外国だとアスピリンのほうがよく使われるんかなあ。いまはどうか知りませんけど、以前はホテルのフロントにアスピリンとか置かれてて驚いたことがあります。

若林　とにかくどこにでもあって、いつでも手に入る。

仲野　その開発の経緯からいっても製造量からいっても、薬業界のチャンピオンでしょう。こういう昔から使われている大御所がある一方で、新しい薬はどんどん増えていく。どこまで増えるんかと心配になります。
　昔から使われ続けてる薬は効き目だけじゃなくて、安いのもいい。ただ、抗生物質なんかがそうですけど、多くは安くて利益があがらないから、あまり開発が進まない。

若林　アスピリンは安いですね。

仲野　そういったお薬の問題は、安すぎてつくる会社がなくなるんではないかということ。社会的責任でつくってる会社もあるはずですよ。

薬の価格の謎

仲野　新しい薬はたくさん出てくるけど、値段の問題はつきまといます。薬の価格の付け方って特殊なんですよね。普通の品物は、それ自体の開発費と製造コスト、そこへ利益を上乗せして値付けするでしょう。でも薬の場合は、いま使っている薬の「次」につくるお薬の開発費を払ってるようなところがあるんです。

若林　先払いってことですか。次の薬の経費を上乗せしていると。

仲野　上乗せというか、そちらへ回すというか、そういう側面があるんです。開発が必ずうまくいくかどうかわかりませんし。さらに、いまAという薬があったとしたら、次に出てきた薬BはAよりも効果があるということで、Aよりも薬価を高くつけるようなシステムになっている。そうでないと製薬会社にインセンティブがありませんから。

若林　たしかに、開発して安くなっちゃうんじゃ、開発する意味がない。

仲野　さっき話した、骨髄異形成症候群の治療に使うアザシチジンは昔からある化合物で、物質自体はそんな高いもんではないんです。でも、薬価はそれよりはるかに高い。治験の費用とか、安全性を担保した製造法とか、そういうのが上乗せされてる。

いたしかたのないことではあります。でも、どんどんどんどん新薬ができてくると、高額な薬が多くなっていく。だからいまのままいけば、日本の皆保険という制度が破綻するのは目に見えてます。みんなわかってるけど、どうしようもない。

『悪いがん治療』（晶文社）というなかなか刺激的なタイトルの本があって、そこでは、いまある薬よりもちょっとだけ効けば認可されるというのは問題ではないかと指摘されています。抗がん剤の場合で、三週間とか四週間の寿命を延ばすだけでも新薬と認められることがある。で、当然、薬価は以前の薬よりも高い。そういうのがはたして必要なのかという考えです。

若林　三、四週間って……インフルエンザの治療薬みたいな感じですね。あれも新薬といっても、症状が消えるまでの期間が一日半くらいしか早まらない。

仲野　でも、あれは飲みたくなるなあ。症状が劇的に楽になるし。でも、先のような抗がん剤のために莫大な開発費をつぎ込む必要があるかどうかは考えどころでしょう。生化学、分子生物学、あるいはゲノム医学の発展によって、研究のスピードはアップしてるはず。普通は研究が進んだのだから薬価も低くなると思うんですけど、真逆なんです。

若林　どんどん高くなってますよね。

仲野　開発費はどんどん上がってます。ただ、夢の新薬はもうそんなに出ないのではないかと思ってます。あくまでも個人的な意見ですが。

若林　C型肝炎の薬とかもありましたけど、たまーには出ますね。

仲野　本庶先生のがんの免疫療法とかもそうです。

僕が医学部を出て四〇年近くの間、さっきも言ったように、夢のように素晴らしい薬が開発され続けました。その印象があるので、これからもそんな状況が続くのではないかと思ってしまいがちです。でも、それってたぶん正しくない。正直なところ、もうあんまり出えへんのちゃうかなって気がするんです。これ言うと、すっごい嫌がられるんですけど。

若林　パチンコの当たり判定みたいなもんで、今回当たったから次も当たるだろうっていう感じかな。

新薬開発はギャンブルみたいなもの

仲野　あんまり好きな言葉じゃないんですけど、「ドラッガブル」という言葉があります。

若林　ドラッガブル？

仲野　創薬可能性、druggable そのままですね。なんか、ちょっとやらしいことないですか。たとえば、なにかのタンパク質ががんの発症に関係するとしたら、それを阻害する薬をつくればいいんじゃないか、と考える。そういう可能性を、ドラッガブルというんです。時代遅れかもしれんけど、そういう目でモノを見るなと私は言いたい！

若林　昔いた薬草ハンターと一緒ですね。アマゾンの奥地に分けいって、原住民の使ってる薬を聞き出して採って持って帰ってくるってやつ。

仲野　発想としては似てますね。

若林　ミクロの世界にフィールドが変わっただけで、やってることは変わんないですねぇ。

仲野　患者さんのためとはいえ、何となく役に立つ研究、銭の匂いがするイメージが嫌なんです。新薬開発は運みたいなところもありますし。

ずいぶん昔の話ですが、あるヨーロッパの研究者ががんに関係する分子の研究をしていて、それが薬のターゲットになるんじゃないかとベンチャー企業の参画に関係して、その会社の株を持ってたそうです。ちょっと株価が上がったときに売って、二～三〇〇〇万円くらいのフォルクスワーゲンを買ったらしい。でも、それから株価が一〇〇〇倍ぐらい上がって、売らなきゃよかったと（笑）。

若林　もったいなかったな。

仲野　数億円のフォルクスワーゲンに乗る男と呼ばれてました。

薬ってそういう当て物みたいなところがあるんですよ。『新薬という奇跡　成功率０・１％の探求』（ハヤカワ文庫）というすごく面白い本がありまして、そこには新薬開発が成功するのは一〇〇〇分の一くらいでしかないと書いてあります。ドラッカブルかどうかとかいう初期段階からではなくて、ある程度のエビデンスがあって創薬プロジェクトが開始されてから本当に医薬品として成功する確率でさえ、そんなものなんです。しかも、薬って完成しても、治験の副作用でアウトになることもありますし。

若林　アスピリンもいま発明されたとしたら、アウトになるかもって言ってる人もいましたよ。消化管出血が起こる可能性があるから。

うちの患者さんでひとりいらしたんだけど、憩室を持っている人で、飲んだ錠剤がそこにはまり込んじゃって、大出血を起こしたことがあったんです。アスピリンではない痛み止めだったんですがね。

仲野　副作用に関しては、メリットとデメリットの関係で考えなければならない面もあります。たとえば、生活習慣病の薬。人間は複雑系やから、ものすごい数の人が使うと、非常に稀であっても重篤な副作用が出るケースも出てきてしまいます。

だからといってその薬の使用を中止するのはもったいない。そういったことなどを考えると、薬を開発することがいかに難しいか。奇跡というのは大げさかもしれませんけど、賭けみたいなものなんですよ、ほんまに。

若林　結局、大昔と同じもんか。

仲野　ドラッグハンターも成功率は低かったでしょうね。当たれば大きかったやろうけど。『新薬という奇跡』の冒頭にも書いてありますけど、植物から薬をつくろうという発想なんか当然やと思われてますが、決してそうではないのです。歴史的経緯を知れば当然のように思ってしまうけど、効く薬をつくるまでには先人たちのものすごい努力と失敗があったということです。

コラム

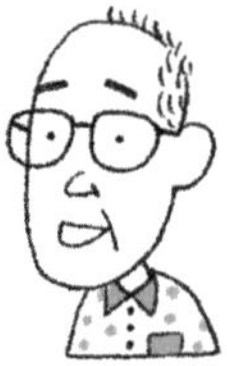

薬のお名前

医薬品には当然のことながら、それぞれに名前がつけられています。販売名については、原則としてメーカーがつけていいのですが、承認申請にあたっては「保健衛生上の危害の発生するおそれのないものであり、かつ、医薬品としての品位を保つものであること」といった通知が厚生労働省から出されています。

「保健衛生上の危害の発生するおそれのない」というのは抽象的でわかりにくいのですが、効果を過大に表現したり誤解を与えてはいけないということなのでしょう。「スーパーなんとか」というようなものは好ましくないと聞いたことがあったのでネット検索してみましたが、やはりヒットしませんでした。けれども、「なんとかゴールド」とか「ゴールドなんとか」という医薬品はいくつかあるので、ゴールドはかまわないようです。

「医薬品としての品位」となると、もっとわかりにくくて微妙です。対談でも出てくるカロナールは「熱や痛みが取れて軽く、楽になる」に由来するそうですし、便秘薬には「ヨーデル」というのもあります。それって駄洒落やんかと思いますが、品位が保たれていると言われれば保たれているような気がしないでもありません。

医薬品の名前には三つの種類があります。化学名、一般名、それから販売名（＝製品名）です。化学名というのは、化合物の構造を表す名称で、慣習的な命名もあるのですが、正式にはＩＵＰＡＣ（International Union of Pure and Applied Chemistry：国際純正・応用化学連合）の定めた体系的ルールに従って決められます。アスピリンを例にとると、化学名の通称は、アセチル基のくっついたサリチル酸なので「アセチルサリチル酸」ですが、ＩＵＰＡＣ名では 2-Acetoxybenzoic acid になっています。

アスピリンなどは構造が単純なので化学名も短いのですが、大きなサイズの分子になると、信じられないくらい長い化学名になって、ルールに則っているとはいえほとんど理解が不可能です。また、抗体医薬やインスリンのような生物製剤はタンパク質ですから化学名をつけることが難しい。そのために一般名があります。一般名、英語で言うと generic name、そう、ジェネリック名です。後で書きますが、ジェネリック薬というのは、これに由来する言葉です。一般名、昔は勝手につけられていたのですが、現在ではWHO医薬品国際一般名称委員会が決めるINN（International Nonproprietary Name：国際一般名）に準拠することになっています。

師匠である本庶佑先生がノーベル賞を受けられた、がんの免疫療法薬のオプジーボというのは製品名で、一般名はニボルマブです。大きな話題になったアルツハイマー病の新薬レカネマブは一般名で、製品名はレケンビです。両方とも一般名のお尻が「マブ（mab）」になっています。マブというのは、一種類のもの（難しい言葉で言うと「抗原決定基」と言いますが、ややこしくなるので説明は割愛）とだけ結合する抗体であるモノクローナル抗体、monoclonal antibody に由来する接尾辞で、モノクローナル抗体医薬品であることを示しています。抗ウイルス薬は、インフルエンザの薬であるオセルタミビル（製品名タミフル）、やヘルペスの薬であるアシクロビルなど、virus に由来する接尾辞ビル（vir）がつけられています。このように一般名の名称にはいくつかのルールが決められています。

病院や医院で処方される薬には先発医薬品と後発医薬品、いわゆるジェネリック医薬品、があります。ジェネリック医薬品は先発医薬品の再審査期間や特許期間（二〇～二五年）が終わった後で発売されるものですが、先発医薬品と成分は同じです。しかし、販売名まで同じだとややこしいことになってしまいますから、違う名称で販売されます。たとえば、睡眠剤として有名なハルシオンというのはファイザー社による先発医薬品の販売名です。その後発医薬品の名称はというとトリアゾラム錠〇・二五ミリグラム「日医工」といったように、一般名 成分含有量「後発薬メーカー名」になっています。販売名のトップが一般名、すなわちジェネリック名ということですから、ジェネリック薬とはよく言ったものです。

こういった知識があると、ちょっと賢くなったような気がしませんか？ 今度、なにかの処方箋を受け取ったときには、注意して眺めてみてください。自分の服用しているお薬に愛着が湧いてくるかもしれません。

（仲野）

第7章

未来篇

医学のこれからはどうなる？

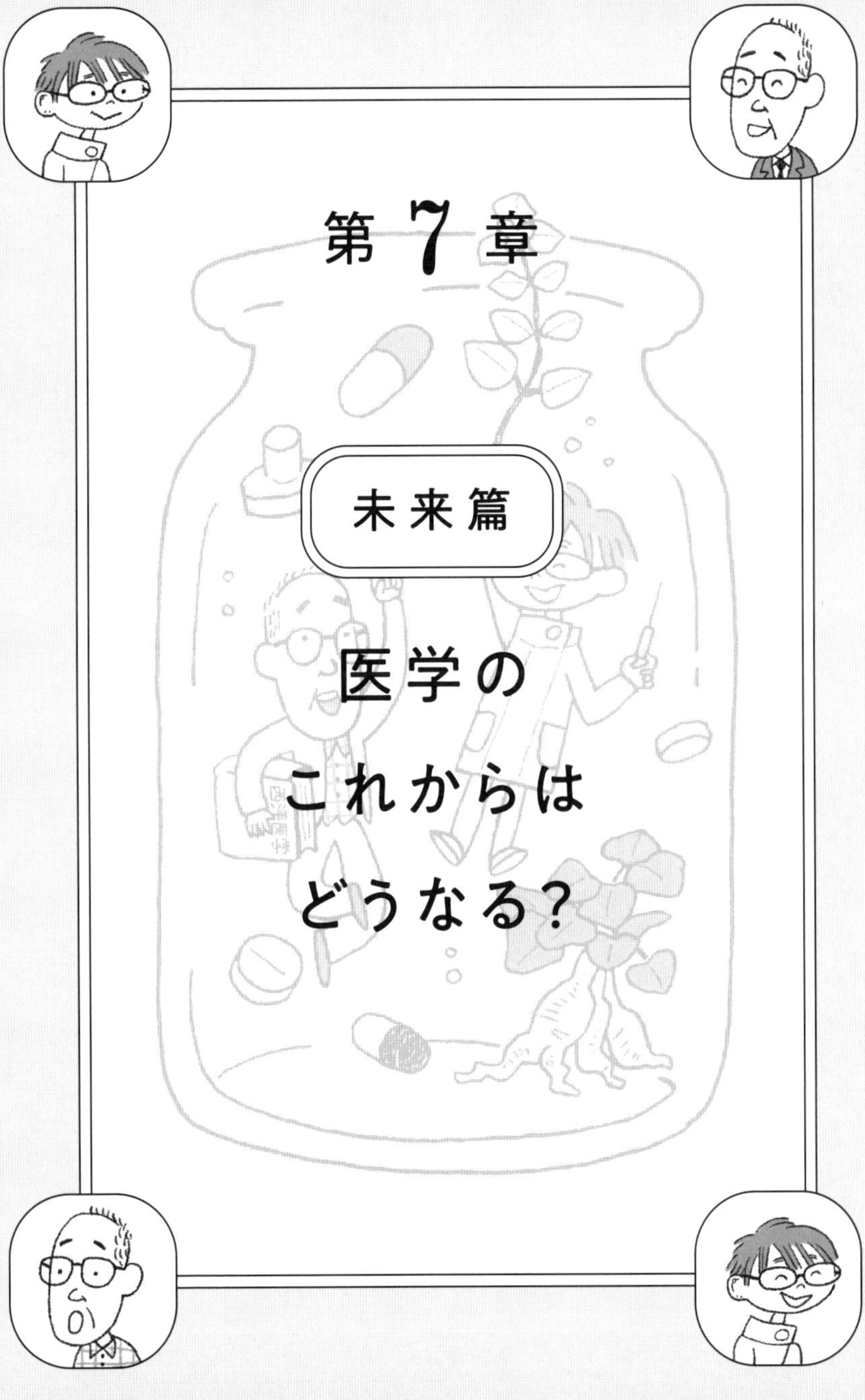

がん免疫療法の可能性

仲野　最後に、医学の未来はどうなる？っちゅう大テーマで話し合ってみたいと思います。

若林　西洋医学はこれまでも発展を重ねてきたわけですが、「これから来る分野」トップスリーはなんですか？

仲野　それは難問やなあ。主観的な考えというか興味というか、ということで堪忍してください。

ひとつは、がん免疫療法、これは多くの人の意見が一致するかと思います。すごく効果があるとはいえ、オプジーボでも肺がんに対して効くのは二割ほどと、決して率は高くない。それに、世界中で研究されてるけど、どんな人に効くかがまだよくわかっていない。がんのゲノムを調べたらわかるんかなと思ってましたけど、そんなに単純なものではないみたいです。

免疫系はすごく複雑で、個々人の違いが大きいことがわからない原因かもしれませんが、そのあたりがわかれば、もっと多くの患者さんで効果を発揮できるかもしれない。ほかの薬との併用で有効率が上がる可能性もある。いまは抗体医薬だから高価だけれど、化学合成された薬がつくれたら、いずれ安くなるかもしれません。

若林　すごく注目されてますよね。これがうまくいけば、全部解決するというくらいの勢い。

仲野　やればやるほど難しいとわかってくる、みたいなところもあるから、どうなるか正確にはわかりませんけど。ただ、これは、科学的な医学として非常に正しい進み方をしているということです。

若林　昔はペインクリニック[*1]も、すべての痛みがこれで収まるみたいに言われていましたけど、次第にうまくいかない部分もわかってきましたよね。

仲野　遺伝子治療も八〇年代頃には、どんな病気も治すことができるのではないかと言われてました。ところが、あまりうまくいかなくて、アメリカでは死亡例も出てしまいました。そんなこんなで一時期は熱が冷めていってしまった。でもまた最近、いろんな疾患に対して効果のある遺伝子治療が開発されて、勢いを盛り返してきています。

そんな感じで一進一退かもしれないけど、がん免疫療法は概念的に正しいし、ま

＊1【ペインクリニック】神経ブロックや薬物療法、そのほか心理療法、運動療法などを通じて、慢性痛を治療する。

すます発展するんちゃうかなと思ってます。前も言いましたが、どちらかというと新薬開発に対しては悲観的なんです。でも、がんの免疫療法にはかなりの期待をかけてます。

いま、腸があつい

仲野　もうひとつ、イケイケどんどんフェーズにあるのが腸内細菌叢の研究。マイクロバイオームがいま大人気です。どんな細菌が棲んでいるかの総体がマイクロバイオームで、ヒトの場合、腸内だけじゃなくて、皮膚、口内などのマイクロバイオームが研究されています。へそのゴマのマイクロバイオームまでテーマになってます。どんな意味があるかわかりませんけど。

若林　へそのゴマは考えたことがなかったです。

仲野　我々のからだは、およそ三七兆個の細胞でできてると言われてます。かつては六〇兆個と言われてて教科書にもそう書かれていたんですけど、一〇年ぐらい前から三七兆個説が圧倒的に有力になった。もちろん実際に減ったわけではなくて、もうちょっとちゃんと調べ直したら少なかったということです。それに対して、腸内細菌はだいたい一〇〇兆個以上と言われています。僕らのからだには細胞よりも多い数の細菌が棲んでいて、しかも人によってずいぶんと違う。まだまだ研究段階です。

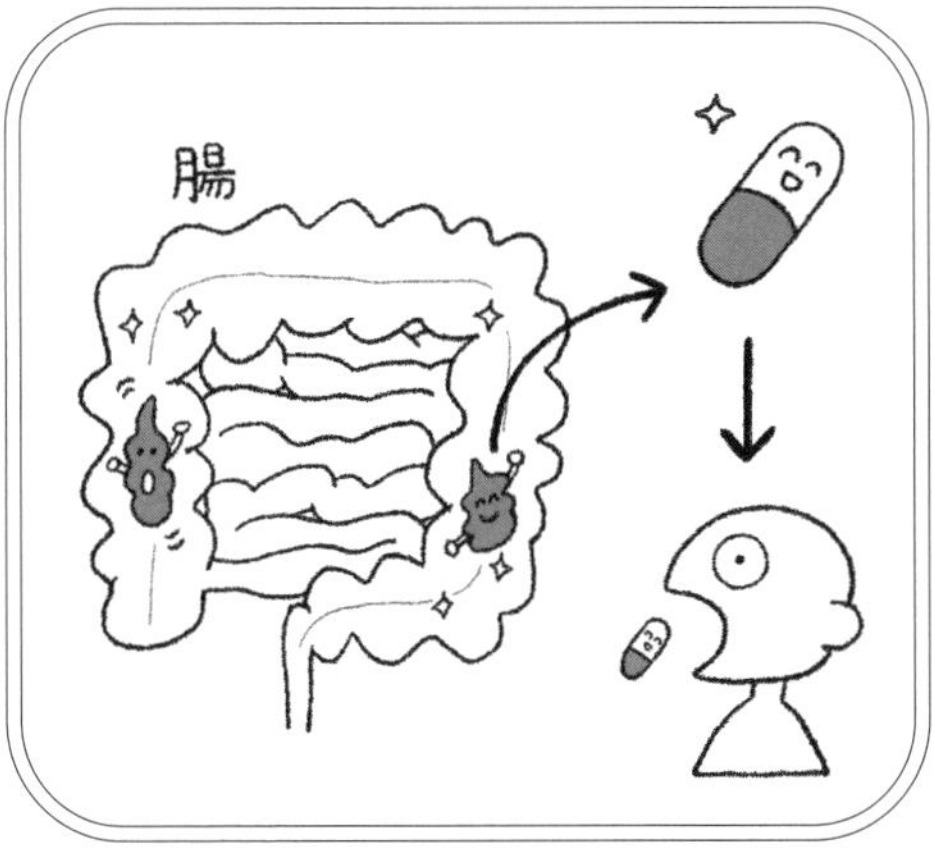

肥満のマウスと正常なマウスでは腸内細菌叢が違う。そこで肥満のマウスに正常なマウスの糞便《ふんべん》を移植してやると痩せた、という報告もあります。まあ、マウスとヒトとではずいぶん違うから、人間に応用できるかどうかはわかりませんが、夢は広がります。潰瘍性大腸炎などの腸の炎症性疾患の発症に腸内細菌が関係しているのは明らかで、治療としての糞便移植も行われています。

若林　移植ってどうやるんですか？

仲野　大腸ファイバーで入れるとか、あるいは、カプセルに入れた便を飲むとか……。心理的抵抗感ありすぎ？

若林　絶対いや……。

仲野　まぁ、便を直接口にするわけじゃないし、それで病気が治るんやったら。でも、驚いたのは、死亡例があったことです。腸内細菌叢って、おそらく尋常でない絶妙のバランスで共生しているんでしょうね。特殊なケースかもしれないけれど、持ちつ持たれつだから、無理矢理いじってしまうとえらいことがおこりかねないということです。糞便移植は安全性高いような気がしてたんですけど、そうでもないのかもしれません。わからんもんです。

自閉症と関係あるとか、アレルギーと関係あるとか、とにかくいろいろ言われていますけど、そのあたりは今後の課題で、現状ではようわからんです。でも、そういう段階だからこそ面白いんです。

若林　何でもそれで説明可能だと思われてしまう段階。

仲野　そうそう、有望と思われる研究テーマって、そういう段階のあることが多いんですよ。研究が進むと、何が正しくて何が正しくないかがわかってくる。これこそが科学に立脚した医学です。

すべての自閉症が腸内細菌叢が原因かといったら、そんなことありえないでしょう。関係するとしても、こういう人だと関係するとか、細分化されていくはずです。

いまは特殊なケースが目立つけど、これからどれくらい発展していくか、とても面白い分野です。

若林　そういえば、東洋医学のほうも最近の研究では、腸内細菌が茵蔯蒿湯《インチンコウトウ》に配合されているサンシシを分解することで直接的な薬効成分が発生していることが確認されています。サンシシを分解する菌は決まっており、その人の腸内細菌叢にその細菌が含まれているかによって、薬が効くか効かないかが決まっているのだそうです。体質によって漢方の効果が出たり出なかったりする理由がここにあるのではないかと言われていて、とても興味深いところです。

最強の兵士をつくる怖い脳実験

仲野　もうひとつはね、高次脳機能についての研究です。先にも言ったように、過去半世紀ほどは、薬剤開発が医学の進歩の主流でした。でも、その時代は終わりを告げて、これからはＡＩとかも含めて、デバイス開発が医学を牽引するのではないかと予想してます。そのひとつとして、脳を操作することができるのではないかという実験がされています。

若林　それは、やばいやつじゃないですか。

仲野　研究を熱心に進めている機関のひとつは、ＤＡＲＰＡという米国国防省の研究所ですからね。

若林　やっぱり、やばいやつですよ！

仲野　人ではさすがにしていないと思いますが、猿の脳に電極をさして、恐怖を取り除くという実験があります。現時点では妄想レベルですが、うまく電流が流れるヘルメットをかぶったら脳に指令がいって、恐怖を感じずに戦闘に向かう兵士になってしまうかもしれない。

　そうやって脳を操作できる時代がくる可能性があるということです。一〇年、二〇年前はＳＦだと思われてたことが、「ひょっとしたらできるんちゃうの？」と思える時代になってきたというのはすごいです。昔、漫画でライト当てたら人の考えてることが映し出されるみたいなやつがありましたよね。そこまではいかないけれど、人が考えてることをイメージとして取り出すこともある程度可能になってている。

若林　テレパシーが実現すると。

仲野 テレパシーと言ってええかどうかはわかりませんが、手足が動かない人の脳の電気活動を利用して、その人が考えたとおりにロボットアームを動かすことくらいは実現しつつありますからね。そこにＡＩの進歩も関係してきてます。以前はＢＭＩ（ブレイン・マシン・インターフェイス）と呼ばれてましたが、最近ではＢＣＩ（ブレイン・コンピュータ・インターフェイス）というように変わってきてるぐらいです。

そんなにすぐにできるようになるとは思いませんけど、ある程度はいけるんじゃないかという印象です。東大の池谷裕二さん・紺野大地さんの『脳と人工知能をつないだら、人間の能力はどこまで拡張できるのか』（講談社）という本に書かれてましたけど、マウスの脳に地磁気センサーを埋めると東西南北がわかるようになるそうです。人間でやるには倫理的な問題もあって難しいけど、論理的には可能でしょう。コンパスなしで東西南北がわかったところで、あんまりメリットはないかもしらんけど。でも、ヘルメットなどの外付けデバイスを使って手足を動かすぐらいは、遠からず実現するんじゃないでしょうか。

ロボット工学者の石黒浩さんなんかは、そのうち意識や記憶をコンピュータに移し替えることもできるようになるとおっしゃってます。倫理的な問題がむちゃくちゃ大きいと思いますけど、そんなことは絶対に不可能とは断言できない時代になってきてるということです。面白いけど、ちょっと怖い。いや、だいぶ怖い、かな。

若林　「攻殻機動隊[*2]」の話みたいです。攻殻機動隊の世界では、人間の「電脳化」が実現されていて、脳神経を直接ネットに接続することができます。それによって、デバイスを介さないでもインターネットに接続して検索することができるようになっている。肉体は死んでも、コンピュータを通じて意思や記憶が残って「死なない人」ができあがる。

仲野　肉体のない人間の意識を「人」と言っていいのかどうか。どうなんでしょうね。脳にAIを接続したら、超人的な記憶と思考が可能になって、囲碁や将棋でも全員が同じように強くなるとかがありえるかもしれんなあ。そうなったら、なんかつまらん気もしますけど、生身の不老不死を実現するよりは実現可能性は高いでしょう。

でも、からだがなくなっても意識が電脳内で生き残れるとなると、意識とからだがひとつで人間という概念は消失して、自分がパーツごとに分かれているという考え方になっていってしまうんかもしれんなあ。

＊2【攻殻機動隊】士郎正宗のSF漫画。第四次非核大戦が起こった後の日本が舞台。脳にデバイスを接続するなどのサイボーグ技術が発展した世界で、犯罪に立ち向かう「公安9課」(攻殻機動隊)の活躍を描く。

若林　生きてんだか死んでんだか、わからなくなりますね。

仲野　そもそも「意識」とは何かという問題になりますけど。純粋に哲学的な意味での意識ではなく、どうやったら意識をコンピュータに移し替えられるか、という視点から意識とは何かを考えようとするアプローチも始まってるみたいです。いったい、どうなっていくんでしょう。

WHOも東洋医学を認めた

仲野　東洋医学のホットトピックってありますか？

若林　ありますよ。

仲野　この一〇〇〇年ぐらいで流行りだしてるとか？

若林　一〇〇〇年前って、紫式部とかの時代じゃないですか！

仲野　「最近流行ってるんです、平安時代のおわりくらいから」とか言われるかと思って。東洋医学はタイムスパンが違うみたいなんで。

若林　京都人の「先の大戦で」が応仁の乱だったみたいな話はしませんってば。これまでも何度か話に出ましたが、ひとつには科学的に東洋医学を解き明かしていこうという流れがあることですね。

仲野 東洋医学がこれから生き残ろうとするときの突破口はそこかもしれんですね。西洋医学への歩み寄りというか。どんな分野があります？

若林 やはり整形外科領域が一番わかりやすいですかね。

あと整形外科領域への進出もそうですけど、東洋医学も衰退の一途かと思えば、そうとも言えなくなってきました。二つめに挙げたいのが、WHOのICD－11（国際疾病分類第一一版）に「伝統医学」という項目ができたんです。これはかなり嬉しかったですね。東洋医学界隈でも盛り上がりました。

仲野 疾病分類の第一〇版までには入っていなかったんですね。

若林 そうなんです。東洋医学の項目が載るのは今回が初。ICDは二〇一八年に約三〇年ぶりに改訂され、二〇二二年一月に発効されています。「気虚《ききょ》」「脾虚《ひきょ》」といった言葉が英語で掲載されているんですよ。説明も載っているのですが、私たちが日頃使っている定義がそのまま翻訳されています。

仲野 欧米人とか、ぜんぜん馴染みのない人が読んでわかるんやろか？

若林 いや、わかんないと思います。たとえば陰病と陽病があるんですが、「病」

という言葉を使わないで「パターン」にしてるんです。陰パターン、陽パターンというふうに。

仲野　ＷＨＯは病気の定義に関して厳しいから、diseaseは使われへんのでしょうね。

若林　「気虚」は気が足りないという意味ですけど、deficiency pattern（欠乏パターン）と訳されています。説明は「a pattern is characterized by decreased vitality（気力減退を特徴とするパターン）」。

仲野　それって、まんまやないですか！　でも意外に日本語で説明を聞くよりわかりやすいような気がせんでもないですね。論語も英語で読んだほうがすっきりとわかりやすかったりするし。

ちょっと違う例ですけど、舌に「旨み」の受容体があることがわかりました。以前はそんなものないことになってたけど、いまではフランス料理にも出汁が使われるようになってるくらいに旨みという概念が認識された。そうなると、旨みがわからなかった人でも、わかるようになってくる。同じような感じで、西洋人は「肩こり」という言葉がないから肩こらない、と聞いたことあるんですけど。ホンマです？

若林　夏目漱石の造語らしいですからね、肩こりって言葉自体。言葉がないから認識できない。shoulder ache、back ache とか大雑把な感じで表現しますね。

仲野　だから、言葉として聞き慣れてきたら「肩こり」の存在もわかる人が出てくるかもしれませんね。西洋人でも、肩こりの人はいると思うんですよ。適切に伝える言葉がないから、存在しないことになってるだけで。冷え性とかもそう。

若林　絶対いると思います。「なんか調子わるいな〜、気虚かも」とか一般に言われだしたら面白いですね。

仲野　東洋医学がＩＣＤに入ったのは、ＷＨＯに対する中国の影響力もあったんでしょうか。

若林　それは間違いなくあると思いますよ。でも、中医学の考え方だけではないところが面白いところです。二〇一〇年頃から、東洋医学をＩＣＤのなかに入れようという流れになって、二二カ国の東洋医学の専門家たちや、日中韓英によるフィールドテストを経て今回の形になりました。

仲野　やっぱり侮れんなあ、中国のパワーは。東洋医学のなかで載っているのは、中医学だけですか？

若林　いまのところはそうです。このあとイスラーム圏のユナニ医学や、インド・

スリランカのアーユルヴェーダ[*3]などにも拡大していくという話です。現在は東アジアのみですけど、変わっていくと思います。伝統医療が載るようになってきたのは、すごい進歩です。

結核をお灸で治療

若林　三つめは、アフリカで行われている結核をもぐさで止めようという取り組み。「モクサアフリカ」という、イギリスに本部を置くチャリティー団体がやっているプロジェクトです。

仲野　もぐさで？　どういう原理なんです？　疑ってるわけじゃないけど、って、相当に疑ってますが。

若林　お灸を足三里〔一五六ページ〕と言われている経穴にするんです。完全に治せるわけではなくて、寛解の状態を長く保持できるそうです。お灸によって免疫機能が向上し、白血球が増えるから、それが可能になる。治療の順番が来るまで、症状を抑えるのが第一目的なのですね。

***3【アーユルヴェーダ】**
インド・スリランカ発祥の伝統医学。ヨガ、呼吸法、食事法などによって健康を維持する。ヴァータ、カパ、ピッタという「ドーシャ」と呼ばれる三つの生命力のバランスが心身の健康を司っていると考える。

仲野　効くんですか？

若林　かなり効果があって、論文も出ています。

仲野　なんでまたイギリス？

若林　マーリン・ヤング*4というイギリス人がその団体を二〇〇八年に設立したそうです。アフリカでは結核やＡＩＤＳの流行が問題になっていて、結核で年間三〇万人以上が亡くなります。結核菌はそんなに強力な菌ではないけれど、免疫力が落ちると感染しやすくなる。貧困層が多いアフリカでは、ワクチンも打てないし結核になる人が多いのです。

　そのことに問題意識をもっていたマーリン先生が出会ったのが、結核とお灸の関係を研究していた原《はら》志《し》免《め》太郎《たろう》*5さんの論文なのだそうです。これを読んで、このプロジェクトを始めたのだとか。原さんは日本鍼灸界ではとても有名な先生ですね。

仲野　そういう予想外のストーリーも鍼灸とか東洋医学の魅力なんかなあと思います。こういうのを聞いてると、なんかどんどん好きになってくるみたいな気がしてる自分がこわいくらい。

　そのお灸が感染症に効くという研究を最初に発表された原さんっていつ頃の人なんですか？

＊4【マーリン・ヤング】 イギリスの鍼灸師。モクサアフリカ代表。ウガンダのマケレレ大学と共同で、お灸による結核治療の臨床試験を行なった。この試験では、結核だけでなく、お灸がＡＩＤＳにも一定の効果をもつことがわかった。

＊5【原志免太郎】 医師。一八八二年生まれ。九州大学医学部で灸を研究し、その分野ではじめての博士号を取得。お灸博士と称された。一九二九年に現・香椎原病院を開設、結核治療に力を注いだ。一九九一年没。

若林　二〇世紀初頭です。

仲野　まだ、抗結核剤なんかない頃やな。でも、そんな時代やのに、なんで広まれへんかったんでしょう？　サナトリウムで冷たい空気にあたるより、絶対効果がありそうやのに。

若林　当時広まらなかったのはもったいなかったですが、忘れ去られた研究に再び光があたることってありますよね。

整形外科的なところがホットトピックになりやすいと思うのですが、それと対照的なのが、モクサアフリカだと思います。結核をお灸で抑えようというのは、一見するところ荒唐無稽。なのに、効果が出ている。ただし、マーリン先生の論文もとても強いエビデンスと言えるまでの論文ではなかったです。これからのデータにとても期待しています。

仲野　臨床試験をするにしても、完全に治すわけじゃなくて、楽になるとか、悪化する時間が延びるとかを測ることになるので、エビデンスをとるのは難しいということもあるんかもしらんですね。

若林　それでも、ある程度のデータが出たのはすごいなと思いました。

ＡＩで病気を診断

若林　前にもちょっとだけ話しましたが、いま舌診とか脈診などを機械化する試みもあります。日本でも研究している方がいらっしゃいますが、中国がかなり頑張っていますね。

仲野　ＡＩやったらパターン化もすぐにできるでしょう。

若林　はい、ある程度形式化できるから、そんな難しくない。こんなこと言ったら、お叱りを受けるかもしれませんけど。

仲野　逆にパターン化ができへんかったら、いままでやってたのは何やったんかということになりかねない。

若林　そうそう、私もパターン認識しているわけなので。絶対に法則性があるんですよ。

舌診を機械化するうえで面倒なのは、色味の調整くらいらしいです。光線によって色が変わっちゃうんで、カラーチャートを手に持って写して調整するんですって。

仲野　なるほどね。病理組織のAI診断でも染色がけっこう重要らしい。染まり方が違うと見え方が違ってくるから。

若林　まだ治療に役立てられるところまではいってないようですが。そういえば、大阪万博で自販機に舌診のアプリケーションをつけたものを出店する人がいるそうです。

仲野　自販機の前で舌を「べ〜っ」て？　ちょっと恥ずかしない？

若林　そしたら「今日のきみの体調はこうだから、この飲み物がおすすめ」と答えてくれるらしいです。

仲野　大きなお世話やな。

若林　パターン認識で舌診を行うアプリも何年か前にありました。日本に住んでるとうまく起動しなかったんですけど、中国か香港の会社が開発していました。

仲野　舌診で体調がわかれば、日常生活にすごくメリットがある気がする。うまくいくと、一気に進む可能性もありますね。

若林　ニーズはあると思います。生理や気圧のアプリと同じで、体調を管理したい人はいると思うんで。

一方で、脈診は難しい。脈をどういうふうに定量化するかが悩ましいんです。鍼

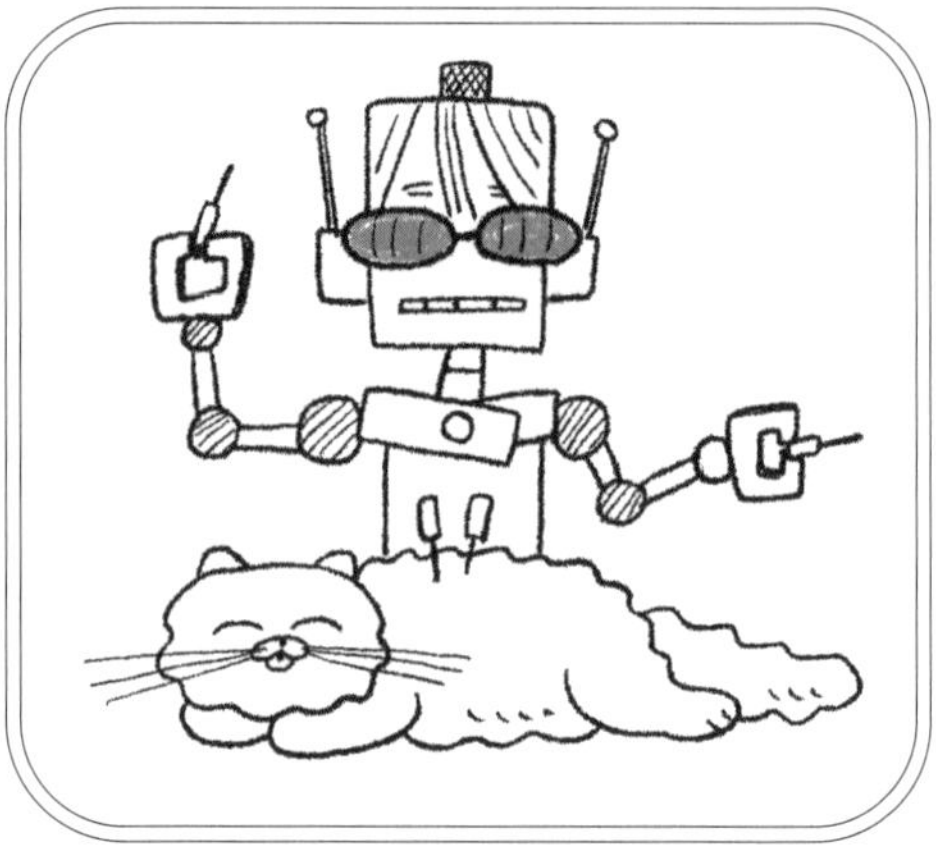

灸医が主観的に覚えている脈をデータ化しないといけないから。どういうふうにするかというと、細い管状の装置で脈動を再現して、それを複数人の医師に触ってもらい脈を分類していくそうです。そのデータをＡＩが学習する。

そうした脈をデータとして遠隔地に送ることも中国はやっているんですよ。要は、遠くにいる腕のいい先生に診断してもらおうという考え方なんですよ。面白いでしょ。

「アベレージドクター」いわゆる平均的な鍼灸師と言われている人たちだと、ＡＩに代替される可能性が高まるということです。鍼灸の処置は難しいとしても、診断や漢方薬の処方に関しては代用されることもありえる。

仲野　へぇ。むちゃくちゃ進んでるんですね！　トラディショナル・チャイニーズ・メディスンも、これからもう一歩先へ行くかもしれんなあ。サイエンスにおける中国の躍進はものすごいから、当然といえば当然かもしれません。診断が主観的すぎるのではないか、というのが西洋医学からの批判のひとつかと思いますけど、そこをクリアできる可能性があるわけで、東洋医学と西洋医学のすり合わせが進んでいくかも。

いまは無理でも、いずれ鍼灸のメカニズムがわかったら、同じ刺激量で刺すことができるロボットとかも開発できるかもしれませんね。刺すところは人が指示しないといけないけど。手軽に持ち運べる「刺すだけロボット」とか、もう四次元ポケットには入ってそう。

若林　それは便利かもしれません。家のなかに鍼灸師がいる状態がつくり出せるので。

仲野　安かったら欲しいな。「アレクサ、鍼！」とか言うたら刺してくれる。

若林　患者さんに「一家に一台、若林先生よね！」とか言われたりするんですよね。一人じゃなくて一台なのかい！って思いますけど。

仲野　便利かもしらんけど、若林さんがいてたらちょっとうるさいかもしらんやん（笑）。

若林　だからロボットなのか……。

なんでも治る、は嘘

仲野　大好きな僻地であるインドのラダックで、チベット医学のお医者さんであるアムチに話を聞いたことがあるんです。ラダックでも、一気に西洋医学が流入した時代があったけれど、それだけでは不十分で、慢性疾患とかにはチベット医学が再認識されてるということでした。それと同じで、東洋医学と西洋医学をバランスよく取り入れるということを、もっと考えてもいいですよね。なんとなくだるい状態が続いているから、ちょっと漢方薬飲んでみようとか。

東洋医学の大元になる書物が残っていて、それがいまだに使えるというのは、ある意味で信じ難いほど優れてるということです。歴史の試練に耐えたんやから。

若林　残っててくれて、ありがとうですよ。生物は進化するといっても、数千年で人のからだはそうそう変わっていない。だから有効なんでしょうね。

仲野　これまでもお話ししてきたように、そのなかには実証的なものと思想的なものとが渾然一体となってしまってるから、そこをちゃんと分けていくこと。それから、昔のままじゃなくて、現代の生活習慣や気候の変化を取り入れて使っていくことも必要でしょう。そうしないと、西洋医学との力関係で衰退していってしまうかもしれません。

うちの祖母なんかは日常的に漢方や灸を使ってたし、明治生まれくらいまではそういう人も多かったんじゃないか思いますけど、いまはずいぶんと減ってるような気がします。中国もそういう傾向があるんでしょうか？

若林　もちろん、そうです。いまは民間のクリニックが至る所にできて手軽にかかれるようになったことが、西洋医学が民間に浸透した理由のひとつですね。

昔は西洋医にそんなに簡単にかかれなかったから、我々みたいな鍼灸師や漢方医、症状に沿ってお灸の位置を教えてくれる「やいとさん」が治療の一端を担っていたし、整形外科がいない地域では、柔道整復や骨接ぎの人たちが活躍していたんですよね。現在は東洋医学の使われる範囲が狭くなっていると感じます。

仲野　昔は家にある薬箱にもぐさが入ってて、悪いことしたら、「やいとすえるで」って怒られましたからね。関西ではお灸のことを「やいと」って言うてたんですよ、もう死語に近いけど。それはええとして、できることとできないことを分けて、西洋医学と東洋医学を双方に取り入れていったほうが実利的な気がします。

若林　正直、東洋医学で何でも治せると言う人もいますが、私は、それは絶対嘘だと思ってます。難病などが治せるかというと、それもかなり難しいところで……。

仲野　難病といっても、いろんな種類がありますし、原因もわからない、治療法もないという疾患が多いです。東洋医学を用いて症状が緩和されることはあるかもしらんけど、治るってことはないでしょう、絶対ないとは言いませんけど。

若林　ええ。東洋医学で対処しようとしたら、結局、症状が寛解してる状態を目指すことになりますよね。たまに治ったという人がいるけど、本当に治療で治ってるのかわからない。

仲野　科学的・医学的エビデンスという面で、非常に難しいですね。難病は症例数が少ないこともあって、わからないことも多いですし。

若林　ごくたまにですが、難病と診断されたけど、何も治療しないうちに症状が消える人もいるじゃないですか。だから治療して治ったといっても、再現性が確実にあるわけではないのですよ。

仲野　そのあたりは難しいところがありますね。

若林　難病専門を謳われている鍼灸の先生も存在はするんですけれども、ほかに試す方法がないときに使うという感じだと思います。

仲野　副作用が少ないというのは試しやすいですね。どの程度お金がかかるかにもよりますが、試してみるのも悪くはないかもしれない。

若林　効かなければやめればいいから。高い壺を買うのに類するような状態になっちゃうのはよくない。

仲野　病気の理解が時代によって変わるというのも注意する必要があるかもしれません。

奇跡的な治癒がおきるという「ルルドの泉」というのがフランスにあります。聖母マリアのお告げのとおりに掘ったら聖水が湧いてきたっていうエピソードが残っている場所。そこに医療局というのがあって、いくつかの条件に当てはまる治癒を奇跡として認定しています。すごい人数が訪れているのですが、奇跡と認定されてるのは七〇例くらいなんです。元々が少ないうえ、第二次世界大戦以後はより少なくなっている。おそらく、医学が進歩してきて医学的に説明できないという例が少なくなって、奇跡とされる数が減ったんでしょう。

若林　なるほどね。

仲野　でも本当に治る人もいるみたいです。アレクシス・カレル*6というノーベル賞学者は、ルルドの泉で、患者の瘻孔《ろうこう》がみるみるうちに閉じたのを目撃して、完全に

＊6【アレクシス・カレル】外科医、生物学者。一八七三年生まれ。「血管縫合および血管と臓器の移植に関する研究」で一九一二年にノーベル生理学・医学賞を受賞。野口英世と同時期にニューヨークのロックフェラー医学研究所（現在のロックフェラー大学）で研究を行ない、野口をノーベル賞に推薦したこともある。一九四四年没。

奇跡を信じるようになります。

若林　本当にごくまれなケースですね。

仲野　奇跡など信じたくなかったカレルのような人が見たのですから実際に起きたとしか思えない。なにが起こったのか不思議でたまりません。

奇跡じゃなくて、率が低くても効果があるという例はあります。丸山ワクチンってご存じですか？　精神科医の中井久夫先生も本で取り上げられてましたが、自然免疫の働きを強化することによって、がんを治そうという薬です。効く人には効く。けれど、前もって誰に効くかわからないし、効く率がそれほど高くない。そういったものは、統計的な有意差が出にくいので、残念ながら認可されない。

つまり、ある治療法で誰かが治ったとしても、それが広く効果的であるとは断定できない。それが現代医学の基本的な考え方です。

若林　確実に治った人がいるけど、再現性に乏しくては認められないですよね。

仲野　一方で、一〇〇パーセント効くお薬っていうのは、そうないはずですけどね。

若林　鍼灸師は何でも屋になるところがとても多いので、どんな症状も持ち込まれがちです。治りますかと聞かれるんですけど、「やってみないとわからないよ」としか言えないことは多々あります。

そのなかには普通の病院に行って治らなかったものも含まれます。原因不明で、よくわからない症状がずっと出続けるものもある。そのなかにも、難病として診断名がついている場合もあれば、ついていないものもあります。

仲野　原因不明のもののなかには、実際は重大な病気であったというような場合も紛れているのではないですか？

若林　そういう場合もありますが、ただの自律神経失調症だったりすることがときどきあります。うちの妹の例なのですが、夜中に動悸がして飛び起きることが続いたのです。この症状、私の母が突然死したときと同じ症状だったんですね。なのであまりにひどかった日に「死ぬかも！」と思って救急車を呼んだそうなのですが、きっちり調べてもまったく病気は見つからず。結局ストレス性のもので、私が鍼灸で治しました。

仲野　本当に病気かどうか、その見極めも難しいところがあるでしょう。自律神経失調症は鍼で治りますか？

若林　これはけっこうよく治りますよ。鍼を頭や、肩甲骨の中間辺りに打ったりします。経穴では頭のてっぺんにある百会《ひゃくえ》、肩甲骨の間にある身柱《しんちゅう》とか、背中にある膈兪《かくゆ》・肝兪《かんゆ》あたりですね。

緩和ケアとしての鍼

仲野　難病については難しそうというのがわかったんですけど、がんを治せるとかいう話はありますか？

若林　私は治らないと言ってます。鍼灸などで内部環境が整うと進行がゆっくりになった感じがする、とは言われるのですが、がんそのものが治ることはないです。ただ、がんに関係する症状を緩和するのに、東洋医学を並行して使うのは病院内でもされています。痛みの緩和や、抗がん剤の副作用の軽減に使います。

仲野　肺がん末期で、強力な化学療法をする群と、緩和ケアを早い段階からやる群に分けたときに、緩和ケアを早くしたほうが延命効果があったという報告がありま す。ですから、痛みや副作用を軽くすることで心理的によい作用が生じて、それが延命につながるのは十分にありえることでしょう。

そういうＱＯＬ（クオリティ・オブ・ライフ）を上げるケアは、西洋医学が苦手なところかもしれません。薬をガンガン投与するのが本当にいいのかどうか。人間はすごく複雑にできているので、心理的なものが病気の進行に及ぼす影響は否定できない。それは動物実験ではわからないことです。

若林　データを取ってる人もいないでしょうからね。

仲野　どうやって研究するか、難しい。

若林　たしかに、鍼灸でＱＯＬは向上するんですよ。抗がん剤の副作用による末梢の神経障害や、消化管の炎症を改善することも得意なので。

仲野　特に末期の方の場合は、それは大きいかも。副作用を薬で抑えにいくよりは、鍼灸で同じように抑えられたら、からだにも優しそうですし。

若林　私の立場は、東洋医学によって副作用を抑えて、標準治療をちゃんと受けられるようにケアしていくことです。

仲野　それはあんまり知られてないことないですか？

若林　知られていないかもしれません。漢方薬はだいぶ臨床現場で使われるようにはなってきてるんですけどね。

仲野　そういうふうに取り入れていけるということが、もっと知られていったらいいのになあ。

三回治療してダメだったらやめていい

若林　私ももっと手軽に、日常的に東洋医学を試してほしいなと思うことはあります。西洋の病院であらかたやって全然改善しないなら、とりあえず試してみたら？と気軽に言えるものなので。

仲野　この対談を始めるまで、そういう気軽さは頭のなかになかったです。東洋医学が一般に浸透しにくいのって、心理的ハードルが高いからということないですか？　胡散臭いとまでは言わんけど、どうにもわかりにくい。マッサージや理学療法が相当に浸透してるのに比べると、どうしてそれほど人気がないんでしょう。失礼な質問ですけど。

若林　鍼は痛いってイメージがありますよね。あと、偏屈なおっさんが出てきそう。

仲野　作務衣《さむえ》着てるとか。

若林　頭に手ぬぐい巻いてるとか。でも、そういう人は少数です。鍼もディスポーザブルで清潔だし、白衣着てるほうが多いですから。漢方薬局も同じようなイメージなんじゃないかと。

仲野　漢方薬局はたしかに敷居が高いかも。フラッと入れる雰囲気があまりない。蛇とかヤモリの開いたやつとかをショーウィンドウに置いてあったり、独特の匂いがしたりするところもある。

若林　いまはだいぶカジュアルな雰囲気のところも増えてきたし、一般の大きいドラッグストアだとクラシエの漢方シリーズが並んでるところもありますよ。

仲野　若林先生は積極的にしてはると思いますけど、東洋医学は門戸を広げるいいタイミングと違いますか。これからまだ老人が増えていくし。でも、現状では、ふだんから鍼灸や漢方を使っている人は、ちょっとマニアックという印象がある。

若林　あるいは重篤な病気や難病でどうにもならなくなったら戸を叩くもの、というイメージですよね。もっとカジュアルなものなんですけどね。

仲野　何かちょっとしたことがあるたびに来られる人もおられます？

若林　それこそ、病院行かないで済ましちゃう人もいます。我が家でもすこし風邪気味な人がいたら、ちょちょっと治します。コモン・ディジーズだったらほとんど取り扱えるから。

仲野　そのときに心配なのは、コモン・ディジーズ、ありふれた病気やと思ってたら、重篤な疾患がその背後に隠れてたりするケースです。これも失礼やけど、東洋医学だけで見てもらって大丈夫かという不安感が、一般の人を遠ざけてる理由のひとつじゃないかと思います。がんなんかでも、標準治療をしないで東洋医学だけに頼ってしまう人が出てきてしまうかもしれない。それはやっぱり悲劇でしょう。そういう危険性を回避する方法はありますか？

若林　そこが一番問題なので、私たちも鍼灸学校で危険な兆候であるレッドフラッグの見分け方を徹底的にやっています。私は重篤な病気だと思ったら、必ずお医者さんに行ってくださいと言いますね。

仲野　セカンドオピニオンのような感じですね。「こういうときには、まず西洋医学にかかれ」という病状はありますか？

若林　まず外傷については、変形がある、出血がある、裂傷がある、腫れている、動かない場合は、まず整形外科に行ってください。

あとは三八度を超える発熱があるとき。来院しちゃう人もいるんですけど、どの感染症かもわからないし、何が原因で発生している熱かもわからないので、まずは病院に行ってくださいと言います。不明熱などは鍼灸の範疇なのですが、それもお医者さんに行ってみて、感染症や重篤な病気から来る熱ではないことが証明された後の話です。

そのほか、しつこく続く長い痛みがある場合。さらに徐々に強くなっている場合は、必ず病院に行ってほしいです。

仲野　イメージとしては、普通の医院や病院とかに比べて先生との相性もかなり大きいと思うんですが、どんな先生がおすすめでしょう？

若林　西洋医と並行して治療することを嫌がらない先生をすすめます。西洋医の言葉をちゃんと翻訳することができる先生だったらベストですね。自分の腕に絶対の自信があって、西洋医学が嫌いな方も多くはないですが存在しているので、業界内でも問題にはなるんですよ。

仲野　かかってみて、あんまり効けへんな〜と思ったらやめたらええんや。当たり前やけど。

若林　はい、三回程度治療してもらって駄目だったら、その先生とは合わないことが多いです。

仲野　え、三回でええの？

若林　三回診て改善しないようであれば、大きな問題が隠れている可能性があるか、もしくは私の腕が悪いからだと言ってます。

仲野　なるほど。慢性的な症状の人が多そうやから、最低でも一〇回二〇回かと思ってましたわ。三回と言われたら、かなりハードル下がりました。目から鱗です。

若林　慢性痛であったとしても、だいたい二、三回で改善の傾向が出るんですよ。痛みが軽減する、可動域が増えるといった効果はすぐに出てくる。全然変わんない場合は、鍼灸適応じゃないことが多いです。

仲野　完全によくなるということじゃなくて、少しでも改善が見られることがポイントなんですね。

若林　その先に慢性状態があることが多いので、そこからが本当の勝負です。漢方薬もそうなんですけど、三回分ぐらい飲んでみてほとんど症状が変わらないときは、処方が間違ってます。

仲野　そんなにカジュアルにかかってみられるもんなんや。これを知ってたらめちゃくちゃ便利やないですか。この本の最大のメッセージかも。

やっぱり東洋医学はわからない

仲野 ここまで対談して一番わかったのは、「やっぱり東洋医学はわからない」ということです。

若林 結局、結論は「わからない」!?

仲野 いや、スマン。言い方が悪かった。大きな進歩はありました。どうしてわからないかが、わかった。自分にはどうしてわからないかということがよく納得できました。

若林 それ進歩だったのかな？（笑）

仲野 いやもう、大進歩！ この対談ですべてがわかったらおかしいし。これから一〇〇〇年ぐらい経っても、科学的に完全にはわからへんのとちゃうかという気がします。

若林 そうかもしれません。整形外科領域のメカニズムはわかってくると思うんですけど、何で足三里に鍼をしたら胃が動くとか、お灸で逆子が治るとか、そういったレベルの話はわからないままでしょう。マウスの足三里に治療をするという方法で迷走神経を介して消化器系と副腎に作用することがわかった……としている論文を読んだのですが、いやそれってちょっと……というところなんですよね。

仲野 でも、それが鍼灸の本質的な面白さみたいなところがありますね。わかってもわからなくってもええやん、効いたらええやん、という感じ。三〇〇〇年、四〇〇〇年の試練に耐えて、効くものだけが残ってきたんやから。そう思ったほうが、ハードル下がりますがな。「何で効くかわからへんから嫌や、呪いかスピリチュアルか？」みたいな気持ちは完全になくなりました。やっぱり大進歩です。

現代って、理屈とエビデンスが王道になっている。これをしたら何パーセントの確率で治りますと、数値化するのが主流。だからファジーなことを受け入れる能力が下がってるような気がしまます。明治以降に失われた一番大きな能力は、迷信を信じる能力ではないかと常々思ってるんです。なんでもかんでも信じ込むのはあかんけど、そういうのをある程度「へへへっ」て思いながら信じる能力が昔はあった。それは意外と、生きていくのに大事な能力やったんとちゃうかと。

確固たるエビデンスがあるものしか信じることができないというのは、生きづらいし、逆に大きく間違うこともあるかもしれない。

若林　すべてのことが明らかになるなんて、ありえないですから。謎のものは謎でいいのかもしれません。「鍼灸効くよ。なんで効くのかちょっとわかんないんだけど」って言いながら、効くならいいかと割り切っておいたほうがいい。

仲野　東洋医学と西洋医学が対立するんじゃなくて、リスペクトし合ってお互いを取り入れていけると医療の未来は明るくなりそう。この本がめっちゃ売れれば、そんな未来も近いはず！

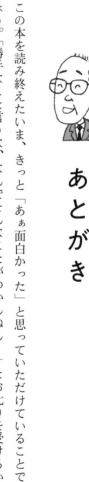

あとがき

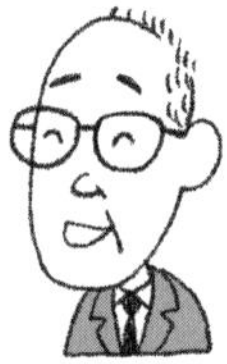

この本を読み終えたいま、きっと「あぁ面白かった」と思っていただけていることでしょう。「勝手なこと言うな、なんでそんなことがわかんねん！」とお叱りを受けるかもしれませんが、まずはその理由を。

この本の企画は出版元である左右社の編集者・梅原志歩さんからいただいた企画書に始まります。そこには、

「西洋医学と東洋医学の専門家が『不調と病気との付き合い方』について徹底問答！　西洋医学と東洋医学はなにが違うのか、また違うように思えて実は共通するところも（あるのかどうか）？　からだとはなにか、病気とはなにか、なおるとはなにか。両者の立場から自分のからだを見つめることで、自分のからだの心地よい状態、そこそこ健康な生き方を考える」

とありました。さらに、

「・自分のからだについて異なった視点から知ることができる／・気楽に医学について学べる／・西洋・東洋どちらかについて扱った本はあるが、両者を比較した本はおそらく初！」が「この本の目的・ポイント」としてあげられていました。

おもろそうやん。そんな本があったら、自分でも読んでみたいやん。でも、東洋医学代表の良き対談相手が必要です。これはもう若林先生しかありません。というのは、五年ほど前になりますが、「〝ほどほどの健康〟でご機嫌に暮らそう」というタイトルで対談をしたことがあったからです（「まえがき」を参照）。はじめて知る内容が面白すぎて、初対面だったにもかかわらずむちゃくちゃに楽しい対談でした。そんな経験がありましたので、たっぷり対談したら絶対、役に立つしおもろい本になるに違いない。そう考えて打診したら、快諾。こうしてできあがったのがこの本です。

五回にわたる対談は予想以上の爆笑に次ぐ爆笑で、本当に楽しいことでした。脱線に次ぐ脱線だったのを、梅原さんとライターの新原なりかさんが実にうまくまとめてくださったのは感謝しかありません。でも、きっと難しかったのでしょう。最初のゲラが送られて来るまでにそこそこの時間が過ぎました。あまり記憶力がよろしくないので、楽しかったこと以外、対談の内容をすっかり忘れていたのですが、読んでびっくり。むっちゃおもろうて役に立つやん！　というような事情だったので、皆さんにもきっとそう思っていただけたに違いないと確信しているのであります。

初対面の対談は二〇一九年の一月だったのですが、その年の夏にインド最北部のラダックへ行きました。この本のなかでも触れていますが、ラダックというのはチベット文化の色濃いところで、インドではあるものの宗教はチベット仏教、そしてチベット医学も盛んに行なわれています。そこでチベット医学の施術者・アムチのウルギャンさんと丸一日を共にさせていただきました。高度四〇〇〇メートルあたりの信じられないくらい美しい景色のなかで一緒に薬草を摘んだりして、一生の思い出になる素敵な一日でした。

チベット医学は中国由来の漢方とは成り立ちも考え方も違うのですが、やはり治療に使われるのは薬草と鉱物です。ウルギャンさんは、採ってきた植物を乾燥させて薬研《やげん》で挽いて自分で薬をつくっておられ、診察室には瓶詰めにしたものが数十個並んでいます。お腹の調子が悪いという患者さんがやってこられたのですが、脈診と舌診をして、薬を調合して渡しておられました。治ったのかどうかは知る由もありませんが、面白い経験でした。

そのときに、ラダックでのチベット医学事情を聞いたところ、一時期は圧倒的に西洋医学が優勢になったけれど、それだけでは不十分だということで伝統医学が盛り返してバランスのとれた状態になったということだったのです。あぁなるほどと、すごく腹落ちしました。ふたつは役割が違うんや、と。このときの思い出と、数少ないとはいえ自分で経験した漢方薬の効果が、対談の企画を喜んでお引き受けした大きな理由です。

私見ですが、人間は理解できないことがあるとき、二通りの極端な対応をしがちです。ひとつは無条件に受け入れてしまう、もうひとつは拒絶してしまう。しかし、どちらも決して正しくないでしょう。少しでも理解しようと試みる、それが正しい、あるいは、合理的な態度ではないかと考えています。

東洋医学がどうして効くのか、わかったとは言いません。でも、どうしてそれがわからないのかはよく理解できました。え〜、その程度なんかと言わないでください。なにもわからなかったことから考えると、ものすごく大きな進歩です。もしかしたらプラセボ効果みたいなものもあるかもしれません。でも、それでもまったくかまわない。なにしろ、そのメカニズムを知りたいのです。何千年もの間、効果があるから生き残ってきた方法です。そこには何らかの原理があるはずなのですから。

たとえば慢性疼痛です。慢性疼痛というのは、痛みの原因がなくなってからも痛みを感じ続けるような状態です。これは脳のなかにそういう回路ができてしまっているためと考えられているのですが、鍼灸が効果をあげる例のあることが報告されています。これなどは、最新の脳科学研究の技術を使えば解明が一気に進む可能性があるのではないかと期待しています。ただ、漢方薬については成分が多すぎて、完全に理解することは難しいのではないかという印象です。とはいえ、所詮は有限個の化学物質なのですから、いずれ効果がでるメカニズムのわかる日が来るかもしれません。

東西の医学を比較することによって、西洋医学だけでは見えにくい、別の角度からの医学リテラシーを身につけてもらえたら、というのも、この本の大きなたくらみです。面白かっただけじゃなくて、勉強になったわ。と、思っていただけていたら望外の喜びです。ここまでお読みいただき、本当にありがとうございました。

仲野　徹

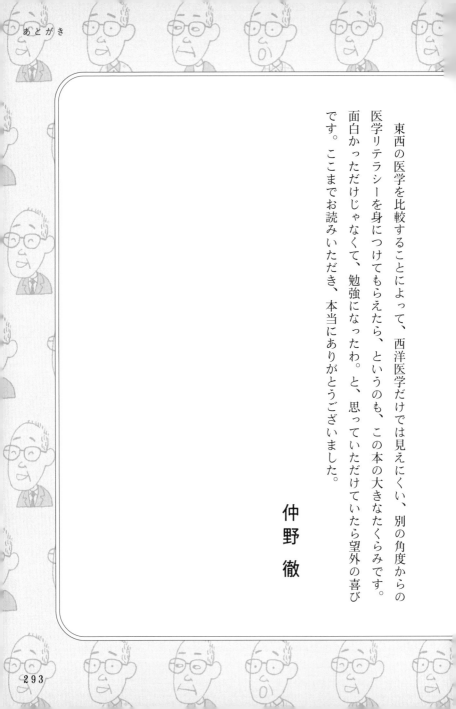

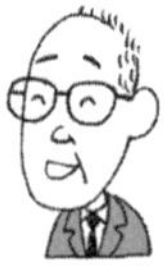

仲野徹

なかの・とおる

1957年大阪・千林生まれ。

大阪大学医学部医学科卒業後、内科医から研究の道へ。

ドイツ留学、京都大学医学部講師、大阪大学微生物病研究所教授を経て、
2004年から大阪大学大学院医学系研究科病理学の教授。

2022年に退官し、隠居の道へ。2012年日本医師会医学賞を受賞。

著書に、『エピジェネティクス』（岩波新書）、『こわいもの知らずの病理学講義』（晶文社）、

『考える、書く、伝える　生きぬくための科学的思考法』（講談社+α新書）、

『仲野教授の 笑う門には病なし!』

『仲野教授の この座右の銘が効きまっせ!』（ともにミシマ社）など多数。

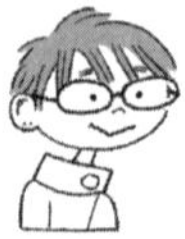

若林理砂

わかばやし・りさ

臨床家・鍼灸師。1976年生まれ。

高校卒業後に鍼灸免許を取得。早稲田大学第二文学部卒（思想宗教系専修）。

2004年にアシル治療室を開院。予約のとれない人気治療室となる。

古武術を学び、現在の趣味はカポエイラとブラジリアン柔術。

著書に『絶対に死ぬ私たちがこれだけは知っておきたい健康の話』

『気のはなし　科学と神秘のはざまを解く』『謎の症状　心身の不思議を東洋医学からみると?』（いずれもミシマ社）、『安心のペットボトル温灸』（夜間飛行）、

『決定版　からだの教養12ヵ月――食とからだの養生訓』（晶文社）など多数。

医学問答《いがくもんどう》

西洋《せいよう》と東洋《とうよう》から考《かんが》えるからだと病気《びょうき》と健康《けんこう》のこと

2024年7月15日　第一刷発行

著者／仲野徹・若林理砂

発行者／小柳学

発行所／株式会社左右社

〒151-0051　東京都渋谷区千駄ヶ谷3-55-12 ヴィラパルテノンB1

TEL 03-5786-6030　FAX 03-5786-6032

https://www.sayusha.com

装幀／鈴木千佳子

装画・本文イラスト／日隈みさき

編集協力／新原なりか

写真（140, 190ページを除く）／佐藤美紬

印刷・製本／創栄図書印刷株式会社

ISBN 978-4-86528-414-0